Livre de bord de la douleur

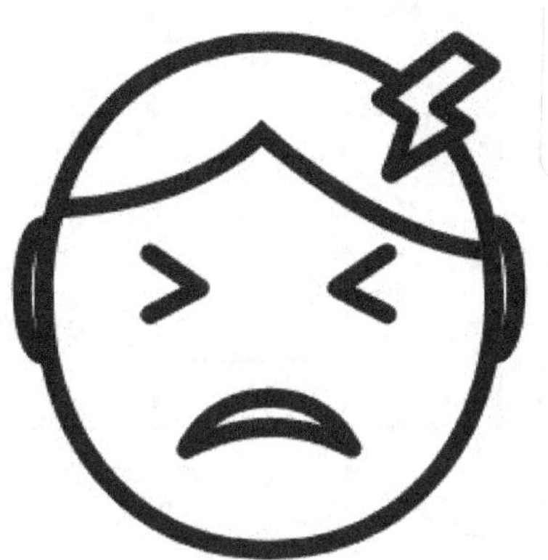

Ce livre fait partie de:

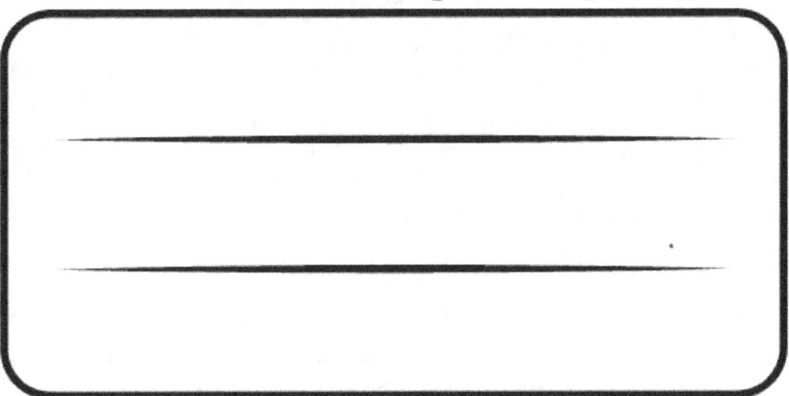

Ce livre de bord permet d'enregistrer les dates, l'énergie, l'activité, le sommeil, les niveaux/la zone de douleur, les repas et bien d'autres choses utiles.

Livre de bord de la douleur

Data :-		Lun	Mar	Mer	Jeu	Ven	Sam	Dim

Zone de douleur

Début	Fin
Durée	

Emplacement du corps

Devant	Derrière
Gauche	Droite

Sévérité

1	2	3	4	5	6	7	8	9	10

Début	Fin
Durée	

Emplacement du corps

Devant	Derrière
Gauche	Droite

Sévérité

1	2	3	4	5	6	7	8	9	10

Début	Fin
Durée	

Emplacement du corps

Devant	Derrière
Gauche	Droite

Sévérité

1	2	3	4	5	6	7	8	9	10

L'énergie

☆ ☆ ☆ ☆ ☆

Activité

☆ ☆ ☆ ☆ ☆

Sommeil

☆ ☆ ☆ ☆ ☆

Autres symptômes	Déclencheurs	Mesures d'aide

Commentaires

Livre de bord de la douleur

Data :-		Lun	Mar	Mer	Jeu	Ven	Sam	Dim

Zone de douleur

L'énergie
☆ ☆ ☆ ☆ ☆
Activité
☆ ☆ ☆ ☆ ☆
Sommeil
☆ ☆ ☆ ☆ ☆

Début	Fin
Durée	

Emplacement du corps	
Devant	Derrière
Gauche	Droite

Sévérité

1	2	3	4	5	6	7	8	9	10

Début	Fin
Durée	

Emplacement du corps	
Devant	Derrière
Gauche	Droite

Sévérité

1	2	3	4	5	6	7	8	9	10

Début	Fin
Durée	

Emplacement du corps	
Devant	Derrière
Gauche	Droite

Sévérité

1	2	3	4	5	6	7	8	9	10

Autres symptômes	Déclencheurs	Mesures d'aide

Commentaires

Livre de bord de la douleur

Data :-	Lun	Mar	Mer	Jeu	Ven	Sam	Dim

Zone de douleur

Début	Fin
Durée	

Emplacement du corps

Devant	Derrière
Gauche	Droite

Sévérité

1	2	3	4	5	6	7	8	9	10

Début	Fin
Durée	

Emplacement du corps

Devant	Derrière
Gauche	Droite

Sévérité

1	2	3	4	5	6	7	8	9	10

Début	Fin
Durée	

Emplacement du corps

Devant	Derrière
Gauche	Droite

Sévérité

1	2	3	4	5	6	7	8	9	10

L'énergie

☆ ☆ ☆ ☆ ☆

Activité

☆ ☆ ☆ ☆ ☆

Sommeil

☆ ☆ ☆ ☆ ☆

Autres symptômes	Déclencheurs	Mesures d'aide

Commentaires

Livre de bord de la douleur

Data :-		Lun	Mar	Mer	Jeu	Ven	Sam	Dim

Zone de douleur

Début	Fin

Durée

Emplacement du corps

Devant	Derrière
Gauche	Droite

Sévérité

1	2	3	4	5	6	7	8	9	10

Début	Fin

Durée

Emplacement du corps

Devant	Derrière
Gauche	Droite

Sévérité

1	2	3	4	5	6	7	8	9	10

Début	Fin

Durée

Emplacement du corps

Devant	Derrière
Gauche	Droite

Sévérité

1	2	3	4	5	6	7	8	9	10

L'énergie

☆ ☆ ☆ ☆ ☆

Activité

☆ ☆ ☆ ☆ ☆

Sommeil

☆ ☆ ☆ ☆ ☆

Autres symptômes	Déclencheurs	Mesures d'aide

Commentaires

Livre de bord de la douleur

Data :-		Lun	Mar	Mer	Jeu	Ven	Sam	Dim

Zone de douleur

Début	Fin

Durée

Emplacement du corps	
Devant	Derrière
Gauche	Droite

Sévérité

1	2	3	4	5	6	7	8	9	10

Début	Fin

Durée

Emplacement du corps	
Devant	Derrière
Gauche	Droite

Sévérité

1	2	3	4	5	6	7	8	9	10

Début	Fin

Durée

Emplacement du corps	
Devant	Derrière
Gauche	Droite

Sévérité

1	2	3	4	5	6	7	8	9	10

L'énergie

☆ ☆ ☆ ☆ ☆

Activité

☆ ☆ ☆ ☆ ☆

Sommeil

☆ ☆ ☆ ☆ ☆

Autres symptômes	Déclencheurs	Mesures d'aide

Commentaires

Livre de bord de la douleur

Data :-		Lun	Mar	Mer	Jeu	Ven	Sam	Dim

Zone de douleur

Début	Fin

Durée	

Emplacement du corps	
Devant	Derrière
Gauche	Droite

Sévérité

1	2	3	4	5	6	7	8	9	10

Début	Fin

Durée	

Emplacement du corps	
Devant	Derrière
Gauche	Droite

Sévérité

1	2	3	4	5	6	7	8	9	10

Début	Fin

Durée	

Emplacement du corps	
Devant	Derrière
Gauche	Droite

Sévérité

1	2	3	4	5	6	7	8	9	10

L'énergie

☆ ☆ ☆ ☆ ☆

Activité

☆ ☆ ☆ ☆ ☆

Sommeil

☆ ☆ ☆ ☆ ☆

Autres symptômes	Déclencheurs	Mesures d'aide

Commentaires

Livre de bord de la douleur

Data :-		Lun	Mar	Mer	Jeu	Ven	Sam	Dim

Zone de douleur

L'énergie
☆ ☆ ☆ ☆ ☆
Activité
☆ ☆ ☆ ☆ ☆
Sommeil
☆ ☆ ☆ ☆ ☆

Début	Fin
Durée	

Emplacement du corps
Devant	Derrière
Gauche	Droite

Sévérité
1	2	3	4	5	6	7	8	9	10

Début	Fin
Durée	

Emplacement du corps
Devant	Derrière
Gauche	Droite

Sévérité
1	2	3	4	5	6	7	8	9	10

Début	Fin
Durée	

Emplacement du corps
Devant	Derrière
Gauche	Droite

Sévérité
1	2	3	4	5	6	7	8	9	10

Autres symptômes	Déclencheurs	Mesures d'aide

Commentaires

Livre de bord de la douleur

Data :-		Lun	Mar	Mer	Jeu	Ven	Sam	Dim

Zone de douleur

Début	Fin

Durée

Emplacement du corps

Devant	Derrière
Gauche	Droite

Sévérité

1	2	3	4	5	6	7	8	9	10

Début	Fin

Durée

Emplacement du corps

Devant	Derrière
Gauche	Droite

Sévérité

1	2	3	4	5	6	7	8	9	10

Début	Fin

Durée

Emplacement du corps

Devant	Derrière
Gauche	Droite

Sévérité

1	2	3	4	5	6	7	8	9	10

L'énergie

☆ ☆ ☆ ☆ ☆

Activité

☆ ☆ ☆ ☆ ☆

Sommeil

☆ ☆ ☆ ☆ ☆

Autres symptômes	Déclencheurs	Mesures d'aide

Commentaires

Livre de bord de la douleur

Data :-		Lun	Mar	Mer	Jeu	Ven	Sam	Dim

Zone de douleur

Début	Fin
Durée	

Emplacement du corps

Devant	Derrière
Gauche	Droite

Sévérité

1	2	3	4	5	6	7	8	9	10

Début	Fin
Durée	

Emplacement du corps

Devant	Derrière
Gauche	Droite

Sévérité

1	2	3	4	5	6	7	8	9	10

Début	Fin
Durée	

Emplacement du corps

Devant	Derrière
Gauche	Droite

Sévérité

1	2	3	4	5	6	7	8	9	10

L'énergie

☆ ☆ ☆ ☆ ☆

Activité

☆ ☆ ☆ ☆ ☆

Sommeil

☆ ☆ ☆ ☆ ☆

Autres symptômes	Déclencheurs	Mesures d'aide

Commentaires

Livre de bord de la douleur

Data :-		Lun	Mar	Mer	Jeu	Ven	Sam	Dim

Zone de douleur

Début	Fin

Durée

Emplacement du corps

Devant	Derrière
Gauche	Droite

Sévérité

1	2	3	4	5	6	7	8	9	10

Début	Fin

Durée

Emplacement du corps

Devant	Derrière
Gauche	Droite

Sévérité

1	2	3	4	5	6	7	8	9	10

Début	Fin

Durée

Emplacement du corps

Devant	Derrière
Gauche	Droite

Sévérité

1	2	3	4	5	6	7	8	9	10

L'énergie

☆ ☆ ☆ ☆ ☆

Activité

☆ ☆ ☆ ☆ ☆

Sommeil

☆ ☆ ☆ ☆ ☆

Autres symptômes	Déclencheurs	Mesures d'aide

Commentaires

Livre de bord de la douleur

Data :-		Lun	Mar	Mer	Jeu	Ven	Sam	Dim

Zone de douleur

Début	Fin

Durée

Emplacement du corps

Devant	Derrière
Gauche	Droite

Sévérité

1	2	3	4	5	6	7	8	9	10

Début	Fin

Durée

Emplacement du corps

Devant	Derrière
Gauche	Droite

Sévérité

1	2	3	4	5	6	7	8	9	10

Début	Fin

Durée

Emplacement du corps

Devant	Derrière
Gauche	Droite

Sévérité

1	2	3	4	5	6	7	8	9	10

L'énergie

☆ ☆ ☆ ☆ ☆

Activité

☆ ☆ ☆ ☆ ☆

Sommeil

☆ ☆ ☆ ☆ ☆

Autres symptômes	Déclencheurs	Mesures d'aide

Commentaires

Livre de bord de la douleur

Data :-	Lun	Mar	Mer	Jeu	Ven	Sam	Dim

Zone de douleur

Début	Fin

Durée

Emplacement du corps

Devant	Derrière
Gauche	Droite

Sévérité

1	2	3	4	5	6	7	8	9	10

Début	Fin

Durée

Emplacement du corps

Devant	Derrière
Gauche	Droite

Sévérité

1	2	3	4	5	6	7	8	9	10

Début	Fin

Durée

Emplacement du corps

Devant	Derrière
Gauche	Droite

Sévérité

1	2	3	4	5	6	7	8	9	10

L'énergie

☆ ☆ ☆ ☆ ☆

Activité

☆ ☆ ☆ ☆ ☆

Sommeil

☆ ☆ ☆ ☆ ☆

Autres symptômes	Déclencheurs	Mesures d'aide

Commentaires

Livre de bord de la douleur

Data :-		Lun	Mar	Mer	Jeu	Ven	Sam	Dim

Zone de douleur

L'énergie
☆ ☆ ☆ ☆ ☆

Activité
☆ ☆ ☆ ☆ ☆

Sommeil
☆ ☆ ☆ ☆ ☆

Début	Fin

Durée	

Emplacement du corps
Devant	Derrière
Gauche	Droite

Sévérité
1	2	3	4	5	6	7	8	9	10

Début	Fin

Durée	

Emplacement du corps
Devant	Derrière
Gauche	Droite

Sévérité
1	2	3	4	5	6	7	8	9	10

Début	Fin

Durée	

Emplacement du corps
Devant	Derrière
Gauche	Droite

Sévérité
1	2	3	4	5	6	7	8	9	10

Autres symptômes	Déclencheurs	Mesures d'aide

Commentaires

Livre de bord de la douleur

Data :-		Lun	Mar	Mer	Jeu	Ven	Sam	Dim

Zone de douleur

L'énergie
☆ ☆ ☆ ☆ ☆

Activité
☆ ☆ ☆ ☆ ☆

Sommeil
☆ ☆ ☆ ☆ ☆

Début	Fin
Durée	

Emplacement du corps	
Devant	Derrière
Gauche	Droite

Sévérité

1	2	3	4	5	6	7	8	9	10

Début	Fin
Durée	

Emplacement du corps	
Devant	Derrière
Gauche	Droite

Sévérité

1	2	3	4	5	6	7	8	9	10

Début	Fin
Durée	

Emplacement du corps	
Devant	Derrière
Gauche	Droite

Sévérité

1	2	3	4	5	6	7	8	9	10

Autres symptômes	Déclencheurs	Mesures d'aide

Commentaires

Livre de bord de la douleur

Data :-		Lun	Mar	Mer	Jeu	Ven	Sam	Dim

Zone de douleur

Début	Fin

Durée

Emplacement du corps

Devant	Derrière
Gauche	Droite

Sévérité

1	2	3	4	5	6	7	8	9	10

Début	Fin

Durée

Emplacement du corps

Devant	Derrière
Gauche	Droite

Sévérité

1	2	3	4	5	6	7	8	9	10

Début	Fin

Durée

Emplacement du corps

Devant	Derrière
Gauche	Droite

Sévérité

1	2	3	4	5	6	7	8	9	10

L'énergie

☆ ☆ ☆ ☆ ☆

Activité

☆ ☆ ☆ ☆ ☆

Sommeil

☆ ☆ ☆ ☆ ☆

Autres symptômes	Déclencheurs	Mesures d'aide

Commentaires

Livre de bord de la douleur

Data :-		Lun	Mar	Mer	Jeu	Ven	Sam	Dim

Zone de douleur

L'énergie
☆ ☆ ☆ ☆ ☆

Activité
☆ ☆ ☆ ☆ ☆

Sommeil
☆ ☆ ☆ ☆ ☆

Début	Fin
Durée	

Emplacement du corps

Devant	Derrière
Gauche	Droite

Sévérité

1	2	3	4	5	6	7	8	9	10

Début	Fin
Durée	

Emplacement du corps

Devant	Derrière
Gauche	Droite

Sévérité

1	2	3	4	5	6	7	8	9	10

Début	Fin
Durée	

Emplacement du corps

Devant	Derrière
Gauche	Droite

Sévérité

1	2	3	4	5	6	7	8	9	10

Autres symptômes	Déclencheurs	Mesures d'aide

Commentaires

Livre de bord de la douleur

Data :-	Lun	Mar	Mer	Jeu	Ven	Sam	Dim

Zone de douleur

Début	Fin
Durée	

Emplacement du corps	
Devant	Derrière
Gauche	Droite

Sévérité

1	2	3	4	5	6	7	8	9	10

Début	Fin
Durée	

Emplacement du corps	
Devant	Derrière
Gauche	Droite

Sévérité

1	2	3	4	5	6	7	8	9	10

Début	Fin
Durée	

Emplacement du corps	
Devant	Derrière
Gauche	Droite

Sévérité

1	2	3	4	5	6	7	8	9	10

L'énergie

☆ ☆ ☆ ☆ ☆

Activité

☆ ☆ ☆ ☆ ☆

Sommeil

☆ ☆ ☆ ☆ ☆

Autres symptômes	Déclencheurs	Mesures d'aide

Commentaires

Livre de bord de la douleur

Data :-		Lun	Mar	Mer	Jeu	Ven	Sam	Dim

Zone de douleur

Début	Fin

Durée	

Emplacement du corps

Devant	Derrière
Gauche	Droite

Sévérité

1	2	3	4	5	6	7	8	9	10

Début	Fin

Durée	

Emplacement du corps

Devant	Derrière
Gauche	Droite

Sévérité

1	2	3	4	5	6	7	8	9	10

Début	Fin

Durée	

Emplacement du corps

Devant	Derrière
Gauche	Droite

Sévérité

1	2	3	4	5	6	7	8	9	10

L'énergie

☆ ☆ ☆ ☆ ☆

Activité

☆ ☆ ☆ ☆ ☆

Sommeil

☆ ☆ ☆ ☆ ☆

Autres symptômes	Déclencheurs	Mesures d'aide

Commentaires

Livre de bord de la douleur

Data :-		Lun	Mar	Mer	Jeu	Ven	Sam	Dim

Zone de douleur

Début	Fin		Emplacement du corps	
			Devant	Derrière
Durée			Gauche	Droite

Sévérité

1	2	3	4	5	6	7	8	9	10

Début	Fin		Emplacement du corps	
			Devant	Derrière
Durée			Gauche	Droite

Sévérité

1	2	3	4	5	6	7	8	9	10

Début	Fin		Emplacement du corps	
			Devant	Derrière
Durée			Gauche	Droite

Sévérité

1	2	3	4	5	6	7	8	9	10

L'énergie

☆ ☆ ☆ ☆ ☆

Activité

☆ ☆ ☆ ☆ ☆

Sommeil

☆ ☆ ☆ ☆ ☆

Autres symptômes	Déclencheurs	Mesures d'aide

Commentaires

Livre de bord de la douleur

Data :-	Lun	Mar	Mer	Jeu	Ven	Sam	Dim

Zone de douleur

L'énergie
☆ ☆ ☆ ☆ ☆
Activité
☆ ☆ ☆ ☆ ☆
Sommeil
☆ ☆ ☆ ☆ ☆

Début	Fin
Durée	

Emplacement du corps	
Devant	Derrière
Gauche	Droite

Sévérité									
1	2	3	4	5	6	7	8	9	10

Début	Fin
Durée	

Emplacement du corps	
Devant	Derrière
Gauche	Droite

Sévérité									
1	2	3	4	5	6	7	8	9	10

Début	Fin
Durée	

Emplacement du corps	
Devant	Derrière
Gauche	Droite

Sévérité									
1	2	3	4	5	6	7	8	9	10

Autres symptômes	Déclencheurs	Mesures d'aide

Commentaires

Livre de bord de la douleur

Data :-		Lun	Mar	Mer	Jeu	Ven	Sam	Dim

Zone de douleur

Début	Fin

Durée

Emplacement du corps

Devant	Derrière
Gauche	Droite

Sévérité

1	2	3	4	5	6	7	8	9	10

Début	Fin

Durée

Emplacement du corps

Devant	Derrière
Gauche	Droite

Sévérité

1	2	3	4	5	6	7	8	9	10

Début	Fin

Durée

Emplacement du corps

Devant	Derrière
Gauche	Droite

Sévérité

1	2	3	4	5	6	7	8	9	10

L'énergie

☆ ☆ ☆ ☆ ☆

Activité

☆ ☆ ☆ ☆ ☆

Sommeil

☆ ☆ ☆ ☆ ☆

Autres symptômes	Déclencheurs	Mesures d'aide

Commentaires

Livre de bord de la douleur

Data :-		Lun	Mar	Mer	Jeu	Ven	Sam	Dim

Zone de douleur

Début	Fin

Durée

Emplacement du corps

Devant	Derrière
Gauche	Droite

Sévérité

1	2	3	4	5	6	7	8	9	10

Début	Fin

Durée

Emplacement du corps

Devant	Derrière
Gauche	Droite

Sévérité

1	2	3	4	5	6	7	8	9	10

Début	Fin

Durée

Emplacement du corps

Devant	Derrière
Gauche	Droite

Sévérité

1	2	3	4	5	6	7	8	9	10

L'énergie

☆ ☆ ☆ ☆ ☆

Activité

☆ ☆ ☆ ☆ ☆

Sommeil

☆ ☆ ☆ ☆ ☆

Autres symptômes	Déclencheurs	Mesures d'aide

Commentaires

Livre de bord de la douleur

Data :-		Lun	Mar	Mer	Jeu	Ven	Sam	Dim

Zone de douleur

Début	Fin

Durée

Emplacement du corps

Devant	Derrière
Gauche	Droite

Sévérité

1	2	3	4	5	6	7	8	9	10

Début	Fin

Durée

Emplacement du corps

Devant	Derrière
Gauche	Droite

Sévérité

1	2	3	4	5	6	7	8	9	10

Début	Fin

Durée

Emplacement du corps

Devant	Derrière
Gauche	Droite

Sévérité

1	2	3	4	5	6	7	8	9	10

L'énergie

☆ ☆ ☆ ☆ ☆

Activité

☆ ☆ ☆ ☆ ☆

Sommeil

☆ ☆ ☆ ☆ ☆

Autres symptômes	Déclencheurs	Mesures d'aide

Commentaires

Livre de bord de la douleur

Data :-	Lun	Mar	Mer	Jeu	Ven	Sam	Dim

Zone de douleur

Début	Fin

Durée

Emplacement du corps	
Devant	Derrière
Gauche	Droite

Sévérité

1	2	3	4	5	6	7	8	9	10

Début	Fin

Durée

Emplacement du corps	
Devant	Derrière
Gauche	Droite

Sévérité

1	2	3	4	5	6	7	8	9	10

Début	Fin

Durée

Emplacement du corps	
Devant	Derrière
Gauche	Droite

Sévérité

1	2	3	4	5	6	7	8	9	10

L'énergie

☆ ☆ ☆ ☆ ☆

Activité

☆ ☆ ☆ ☆ ☆

Sommeil

☆ ☆ ☆ ☆ ☆

Autres symptômes	Déclencheurs	Mesures d'aide

Commentaires

Livre de bord de la douleur

Data :-		Lun	Mar	Mer	Jeu	Ven	Sam	Dim

Zone de douleur

Début	Fin

Durée	

Emplacement du corps

Devant	Derrière
Gauche	Droite

Sévérité

1	2	3	4	5	6	7	8	9	10

Début	Fin

Durée	

Emplacement du corps

Devant	Derrière
Gauche	Droite

Sévérité

1	2	3	4	5	6	7	8	9	10

Début	Fin

Durée	

Emplacement du corps

Devant	Derrière
Gauche	Droite

Sévérité

1	2	3	4	5	6	7	8	9	10

L'énergie

☆ ☆ ☆ ☆ ☆

Activité

☆ ☆ ☆ ☆ ☆

Sommeil

☆ ☆ ☆ ☆ ☆

Autres symptômes	Déclencheurs	Mesures d'aide

Commentaires

Livre de bord de la douleur

Data :-		Lun	Mar	Mer	Jeu	Ven	Sam	Dim

Zone de douleur

Début	Fin

Durée	

Emplacement du corps

Devant	Derrière
Gauche	Droite

Sévérité

1	2	3	4	5	6	7	8	9	10

Début	Fin

Durée	

Emplacement du corps

Devant	Derrière
Gauche	Droite

Sévérité

1	2	3	4	5	6	7	8	9	10

Début	Fin

Durée	

Emplacement du corps

Devant	Derrière
Gauche	Droite

Sévérité

1	2	3	4	5	6	7	8	9	10

L'énergie

☆ ☆ ☆ ☆ ☆

Activité

☆ ☆ ☆ ☆ ☆

Sommeil

☆ ☆ ☆ ☆ ☆

Autres symptômes	Déclencheurs	Mesures d'aide

Commentaires

Livre de bord de la douleur

Data :-		Lun	Mar	Mer	Jeu	Ven	Sam	Dim

Zone de douleur

Début	Fin
Durée	

Emplacement du corps	
Devant	Derrière
Gauche	Droite

Sévérité

1	2	3	4	5	6	7	8	9	10

Début	Fin
Durée	

Emplacement du corps	
Devant	Derrière
Gauche	Droite

Sévérité

1	2	3	4	5	6	7	8	9	10

Début	Fin
Durée	

Emplacement du corps	
Devant	Derrière
Gauche	Droite

Sévérité

1	2	3	4	5	6	7	8	9	10

L'énergie

☆ ☆ ☆ ☆ ☆

Activité

☆ ☆ ☆ ☆ ☆

Sommeil

☆ ☆ ☆ ☆ ☆

Autres symptômes	Déclencheurs	Mesures d'aide

Commentaires

Livre de bord de la douleur

Data :-	Lun	Mar	Mer	Jeu	Ven	Sam	Dim

Zone de douleur

L'énergie
☆ ☆ ☆ ☆ ☆

Activité
☆ ☆ ☆ ☆ ☆

Sommeil
☆ ☆ ☆ ☆ ☆

Début	Fin

Durée		

Emplacement du corps

Devant	Derrière
Gauche	Droite

Sévérité

1	2	3	4	5	6	7	8	9	10

Début	Fin

Durée		

Emplacement du corps

Devant	Derrière
Gauche	Droite

Sévérité

1	2	3	4	5	6	7	8	9	10

Début	Fin

Durée		

Emplacement du corps

Devant	Derrière
Gauche	Droite

Sévérité

1	2	3	4	5	6	7	8	9	10

Autres symptômes	Déclencheurs	Mesures d'aide

Commentaires

Livre de bord de la douleur

Data :-		Lun	Mar	Mer	Jeu	Ven	Sam	Dim

Zone de douleur

L'énergie
☆ ☆ ☆ ☆ ☆

Activité
☆ ☆ ☆ ☆ ☆

Sommeil
☆ ☆ ☆ ☆ ☆

Début	Fin

Durée

Emplacement du corps

Devant	Derrière
Gauche	Droite

Sévérité

1	2	3	4	5	6	7	8	9	10

Début	Fin

Durée

Emplacement du corps

Devant	Derrière
Gauche	Droite

Sévérité

1	2	3	4	5	6	7	8	9	10

Début	Fin

Durée

Emplacement du corps

Devant	Derrière
Gauche	Droite

Sévérité

1	2	3	4	5	6	7	8	9	10

Autres symptômes	Déclencheurs	Mesures d'aide

Commentaires

Livre de bord de la douleur

Data :-		Lun	Mar	Mer	Jeu	Ven	Sam	Dim

Zone de douleur

Début	Fin
Durée	

Emplacement du corps	
Devant	Derrière
Gauche	Droite

Sévérité

1	2	3	4	5	6	7	8	9	10

Début	Fin
Durée	

Emplacement du corps	
Devant	Derrière
Gauche	Droite

Sévérité

1	2	3	4	5	6	7	8	9	10

Début	Fin
Durée	

Emplacement du corps	
Devant	Derrière
Gauche	Droite

Sévérité

1	2	3	4	5	6	7	8	9	10

L'énergie

☆ ☆ ☆ ☆ ☆

Activité

☆ ☆ ☆ ☆ ☆

Sommeil

☆ ☆ ☆ ☆ ☆

Autres symptômes	Déclencheurs	Mesures d'aide

Commentaires

Livre de bord de la douleur

Data :-	Lun	Mar	Mer	Jeu	Ven	Sam	Dim

Zone de douleur

Début	Fin

Durée

Emplacement du corps

Devant	Derrière
Gauche	Droite

Sévérité

1	2	3	4	5	6	7	8	9	10

Début	Fin

Durée

Emplacement du corps

Devant	Derrière
Gauche	Droite

Sévérité

1	2	3	4	5	6	7	8	9	10

Début	Fin

Durée

Emplacement du corps

Devant	Derrière
Gauche	Droite

Sévérité

1	2	3	4	5	6	7	8	9	10

L'énergie

☆ ☆ ☆ ☆ ☆

Activité

☆ ☆ ☆ ☆ ☆

Sommeil

☆ ☆ ☆ ☆ ☆

Autres symptômes	Déclencheurs	Mesures d'aide

Commentaires

Livre de bord de la douleur

Data :-		Lun	Mar	Mer	Jeu	Ven	Sam	Dim

Zone de douleur

Début	Fin
Durée	

Emplacement du corps

Devant	Derrière
Gauche	Droite

Sévérité

1	2	3	4	5	6	7	8	9	10

Début	Fin
Durée	

Emplacement du corps

Devant	Derrière
Gauche	Droite

Sévérité

1	2	3	4	5	6	7	8	9	10

Début	Fin
Durée	

Emplacement du corps

Devant	Derrière
Gauche	Droite

Sévérité

1	2	3	4	5	6	7	8	9	10

L'énergie

☆ ☆ ☆ ☆ ☆

Activité

☆ ☆ ☆ ☆ ☆

Sommeil

☆ ☆ ☆ ☆ ☆

Autres symptômes	Déclencheurs	Mesures d'aide

Commentaires

Livre de bord de la douleur

Data :-		Lun	Mar	Mer	Jeu	Ven	Sam	Dim

Zone de douleur

Début	Fin

Durée

Emplacement du corps

Devant	Derrière
Gauche	Droite

Sévérité

1	2	3	4	5	6	7	8	9	10

Début	Fin

Durée

Emplacement du corps

Devant	Derrière
Gauche	Droite

Sévérité

1	2	3	4	5	6	7	8	9	10

Début	Fin

Durée

Emplacement du corps

Devant	Derrière
Gauche	Droite

Sévérité

1	2	3	4	5	6	7	8	9	10

L'énergie

☆ ☆ ☆ ☆ ☆

Activité

☆ ☆ ☆ ☆ ☆

Sommeil

☆ ☆ ☆ ☆ ☆

Autres symptômes	Déclencheurs	Mesures d'aide

Commentaires

Livre de bord de la douleur

Data :-		Lun	Mar	Mer	Jeu	Ven	Sam	Dim

Zone de douleur

Début	Fin

Durée	

Emplacement du corps

Devant	Derrière
Gauche	Droite

Sévérité

1	2	3	4	5	6	7	8	9	10

Début	Fin

Durée	

Emplacement du corps

Devant	Derrière
Gauche	Droite

Sévérité

1	2	3	4	5	6	7	8	9	10

Début	Fin

Durée	

Emplacement du corps

Devant	Derrière
Gauche	Droite

Sévérité

1	2	3	4	5	6	7	8	9	10

L'énergie

☆ ☆ ☆ ☆ ☆

Activité

☆ ☆ ☆ ☆ ☆

Sommeil

☆ ☆ ☆ ☆ ☆

Autres symptômes	Déclencheurs	Mesures d'aide

Commentaires

Livre de bord de la douleur

Data :-		Lun	Mar	Mer	Jeu	Ven	Sam	Dim

Zone de douleur

Début	Fin

Durée

Emplacement du corps

Devant	Derrière
Gauche	Droite

Sévérité

1	2	3	4	5	6	7	8	9	10

Début	Fin

Durée

Emplacement du corps

Devant	Derrière
Gauche	Droite

Sévérité

1	2	3	4	5	6	7	8	9	10

Début	Fin

Durée

Emplacement du corps

Devant	Derrière
Gauche	Droite

Sévérité

1	2	3	4	5	6	7	8	9	10

L'énergie

☆ ☆ ☆ ☆ ☆

Activité

☆ ☆ ☆ ☆ ☆

Sommeil

☆ ☆ ☆ ☆ ☆

Autres symptômes	Déclencheurs	Mesures d'aide

Commentaires

Livre de bord de la douleur

Data :-	Lun	Mar	Mer	Jeu	Ven	Sam	Dim

Zone de douleur

Début	Fin
Durée	

Emplacement du corps

Devant	Derrière
Gauche	Droite

Sévérité

1	2	3	4	5	6	7	8	9	10

Début	Fin
Durée	

Emplacement du corps

Devant	Derrière
Gauche	Droite

Sévérité

1	2	3	4	5	6	7	8	9	10

Début	Fin
Durée	

Emplacement du corps

Devant	Derrière
Gauche	Droite

Sévérité

1	2	3	4	5	6	7	8	9	10

L'énergie

☆ ☆ ☆ ☆ ☆

Activité

☆ ☆ ☆ ☆ ☆

Sommeil

☆ ☆ ☆ ☆ ☆

Autres symptômes	Déclencheurs	Mesures d'aide

Commentaires

Livre de bord de la douleur

Data :-		Lun	Mar	Mer	Jeu	Ven	Sam	Dim

Zone de douleur

Début	Fin

Durée

Emplacement du corps

Devant	Derrière
Gauche	Droite

Sévérité

1	2	3	4	5	6	7	8	9	10

Début	Fin

Durée

Emplacement du corps

Devant	Derrière
Gauche	Droite

Sévérité

1	2	3	4	5	6	7	8	9	10

Début	Fin

Durée

Emplacement du corps

Devant	Derrière
Gauche	Droite

Sévérité

1	2	3	4	5	6	7	8	9	10

L'énergie

☆ ☆ ☆ ☆ ☆

Activité

☆ ☆ ☆ ☆ ☆

Sommeil

☆ ☆ ☆ ☆ ☆

Autres symptômes	Déclencheurs	Mesures d'aide

Commentaires

Livre de bord de la douleur

Data :-	Lun	Mar	Mer	Jeu	Ven	Sam	Dim

Zone de douleur

Début	Fin

Durée

Emplacement du corps

Devant	Derrière
Gauche	Droite

Sévérité

1	2	3	4	5	6	7	8	9	10

Début	Fin

Durée

Emplacement du corps

Devant	Derrière
Gauche	Droite

Sévérité

1	2	3	4	5	6	7	8	9	10

L'énergie

☆ ☆ ☆ ☆ ☆

Activité

☆ ☆ ☆ ☆ ☆

Sommeil

☆ ☆ ☆ ☆ ☆

Début	Fin

Durée

Emplacement du corps

Devant	Derrière
Gauche	Droite

Sévérité

1	2	3	4	5	6	7	8	9	10

Autres symptômes	Déclencheurs	Mesures d'aide

Commentaires

Livre de bord de la douleur

Data :-		Lun	Mar	Mer	Jeu	Ven	Sam	Dim

Zone de douleur

Début	Fin
Durée	

Emplacement du corps

Devant	**Derrière**
Gauche	**Droite**

Sévérité

1	2	3	4	5	6	7	8	9	10

Début	Fin
Durée	

Emplacement du corps

Devant	**Derrière**
Gauche	**Droite**

Sévérité

1	2	3	4	5	6	7	8	9	10

Début	Fin
Durée	

Emplacement du corps

Devant	**Derrière**
Gauche	**Droite**

Sévérité

1	2	3	4	5	6	7	8	9	10

L'énergie

☆ ☆ ☆ ☆ ☆

Activité

☆ ☆ ☆ ☆ ☆

Sommeil

☆ ☆ ☆ ☆ ☆

Autres symptômes	Déclencheurs	Mesures d'aide

Commentaires

Livre de bord de la douleur

Data :-	Lun	Mar	Mer	Jeu	Ven	Sam	Dim

Zone de douleur

Début	Fin
Durée	

Emplacement du corps

Devant	Derrière
Gauche	Droite

Sévérité

1	2	3	4	5	6	7	8	9	10

Début	Fin
Durée	

Emplacement du corps

Devant	Derrière
Gauche	Droite

Sévérité

1	2	3	4	5	6	7	8	9	10

Début	Fin
Durée	

Emplacement du corps

Devant	Derrière
Gauche	Droite

Sévérité

1	2	3	4	5	6	7	8	9	10

L'énergie

☆ ☆ ☆ ☆ ☆

Activité

☆ ☆ ☆ ☆ ☆

Sommeil

☆ ☆ ☆ ☆ ☆

Autres symptômes	Déclencheurs	Mesures d'aide

Commentaires

Livre de bord de la douleur

Data :-		Lun	Mar	Mer	Jeu	Ven	Sam	Dim

Zone de douleur

L'énergie
☆ ☆ ☆ ☆ ☆

Activité
☆ ☆ ☆ ☆ ☆

Sommeil
☆ ☆ ☆ ☆ ☆

Début	Fin

Durée

Emplacement du corps	
Devant	Derrière
Gauche	Droite

Sévérité									
1	2	3	4	5	6	7	8	9	10

Début	Fin

Durée

Emplacement du corps	
Devant	Derrière
Gauche	Droite

Sévérité									
1	2	3	4	5	6	7	8	9	10

Début	Fin

Durée

Emplacement du corps	
Devant	Derrière
Gauche	Droite

Sévérité									
1	2	3	4	5	6	7	8	9	10

Autres symptômes	Déclencheurs	Mesures d'aide

Commentaires

Livre de bord de la douleur

Data :-		Lun	Mar	Mer	Jeu	Ven	Sam	Dim

Zone de douleur

Début	Fin	Emplacement du corps	
		Devant	Derrière
Durée		Gauche	Droite

Sévérité

1	2	3	4	5	6	7	8	9	10

Début	Fin	Emplacement du corps	
		Devant	Derrière
Durée		Gauche	Droite

Sévérité

1	2	3	4	5	6	7	8	9	10

Début	Fin	Emplacement du corps	
		Devant	Derrière
Durée		Gauche	Droite

Sévérité

1	2	3	4	5	6	7	8	9	10

L'énergie

☆ ☆ ☆ ☆ ☆

Activité

☆ ☆ ☆ ☆ ☆

Sommeil

☆ ☆ ☆ ☆ ☆

Autres symptômes	Déclencheurs	Mesures d'aide

Commentaires

Livre de bord de la douleur

Data :-		Lun	Mar	Mer	Jeu	Ven	Sam	Dim

Zone de douleur

Début	Fin

Durée

Emplacement du corps

Devant	Derrière
Gauche	Droite

Sévérité

1	2	3	4	5	6	7	8	9	10

Début	Fin

Durée

Emplacement du corps

Devant	Derrière
Gauche	Droite

Sévérité

1	2	3	4	5	6	7	8	9	10

Début	Fin

Durée

Emplacement du corps

Devant	Derrière
Gauche	Droite

Sévérité

1	2	3	4	5	6	7	8	9	10

L'énergie

☆ ☆ ☆ ☆ ☆

Activité

☆ ☆ ☆ ☆ ☆

Sommeil

☆ ☆ ☆ ☆ ☆

Autres symptômes	Déclencheurs	Mesures d'aide

Commentaires

Livre de bord de la douleur

Data :-		Lun	Mar	Mer	Jeu	Ven	Sam	Dim

Zone de douleur

Début	Fin

Durée

Emplacement du corps	
Devant	Derrière
Gauche	Droite

Sévérité

1	2	3	4	5	6	7	8	9	10

Début	Fin

Durée

Emplacement du corps	
Devant	Derrière
Gauche	Droite

Sévérité

1	2	3	4	5	6	7	8	9	10

Début	Fin

Durée

Emplacement du corps	
Devant	Derrière
Gauche	Droite

Sévérité

1	2	3	4	5	6	7	8	9	10

L'énergie

☆ ☆ ☆ ☆ ☆

Activité

☆ ☆ ☆ ☆ ☆

Sommeil

☆ ☆ ☆ ☆ ☆

Autres symptômes	Déclencheurs	Mesures d'aide

Commentaires

Livre de bord de la douleur

Data :-

Lun	Mar	Mer	Jeu	Ven	Sam	Dim

Zone de douleur

Début | Fin

Durée

Emplacement du corps

Devant	Derrière
Gauche	Droite

Sévérité

1	2	3	4	5	6	7	8	9	10

Début | Fin

Durée

Emplacement du corps

Devant	Derrière
Gauche	Droite

Sévérité

1	2	3	4	5	6	7	8	9	10

Début | Fin

Durée

Emplacement du corps

Devant	Derrière
Gauche	Droite

Sévérité

1	2	3	4	5	6	7	8	9	10

L'énergie

☆ ☆ ☆ ☆ ☆

Activité

☆ ☆ ☆ ☆ ☆

Sommeil

☆ ☆ ☆ ☆ ☆

Autres symptômes	Déclencheurs	Mesures d'aide

Commentaires

Livre de bord de la douleur

Data :-		Lun	Mar	Mer	Jeu	Ven	Sam	Dim

Zone de douleur

Début	Fin

Durée

Emplacement du corps

Devant	Derrière
Gauche	Droite

Sévérité

1	2	3	4	5	6	7	8	9	10

Début	Fin

Durée

Emplacement du corps

Devant	Derrière
Gauche	Droite

Sévérité

1	2	3	4	5	6	7	8	9	10

Début	Fin

Durée

Emplacement du corps

Devant	Derrière
Gauche	Droite

Sévérité

1	2	3	4	5	6	7	8	9	10

L'énergie

☆ ☆ ☆ ☆ ☆

Activité

☆ ☆ ☆ ☆ ☆

Sommeil

☆ ☆ ☆ ☆ ☆

Autres symptômes	Déclencheurs	Mesures d'aide

Commentaires

Livre de bord de la douleur

Data :-	Lun	Mar	Mer	Jeu	Ven	Sam	Dim

Zone de douleur

Début	Fin

Durée	

Emplacement du corps	
Devant	Derrière
Gauche	Droite

Sévérité

1	2	3	4	5	6	7	8	9	10

Début	Fin

Durée	

Emplacement du corps	
Devant	Derrière
Gauche	Droite

Sévérité

1	2	3	4	5	6	7	8	9	10

Début	Fin

Durée	

Emplacement du corps	
Devant	Derrière
Gauche	Droite

Sévérité

1	2	3	4	5	6	7	8	9	10

L'énergie

☆ ☆ ☆ ☆ ☆

Activité

☆ ☆ ☆ ☆ ☆

Sommeil

☆ ☆ ☆ ☆ ☆

Autres symptômes	Déclencheurs	Mesures d'aide

Commentaires

Livre de bord de la douleur

Data :-	Lun	Mar	Mer	Jeu	Ven	Sam	Dim

Zone de douleur

Début	Fin
Durée	

Emplacement du corps	
Devant	Derrière
Gauche	Droite

Sévérité

1	2	3	4	5	6	7	8	9	10

Début	Fin
Durée	

Emplacement du corps	
Devant	Derrière
Gauche	Droite

Sévérité

1	2	3	4	5	6	7	8	9	10

Début	Fin
Durée	

Emplacement du corps	
Devant	Derrière
Gauche	Droite

Sévérité

1	2	3	4	5	6	7	8	9	10

L'énergie

☆ ☆ ☆ ☆ ☆

Activité

☆ ☆ ☆ ☆ ☆

Sommeil

☆ ☆ ☆ ☆ ☆

Autres symptômes	Déclencheurs	Mesures d'aide

Commentaires

Livre de bord de la douleur

Data :-		Lun	Mar	Mer	Jeu	Ven	Sam	Dim

Zone de douleur

Début	Fin		Emplacement du corps	
			Devant	Derrière
Durée			Gauche	Droite

Sévérité

1	2	3	4	5	6	7	8	9	10

Début	Fin		Emplacement du corps	
			Devant	Derrière
Durée			Gauche	Droite

Sévérité

1	2	3	4	5	6	7	8	9	10

Début	Fin		Emplacement du corps	
			Devant	Derrière
Durée			Gauche	Droite

Sévérité

1	2	3	4	5	6	7	8	9	10

L'énergie

☆ ☆ ☆ ☆ ☆

Activité

☆ ☆ ☆ ☆ ☆

Sommeil

☆ ☆ ☆ ☆ ☆

Autres symptômes	Déclencheurs	Mesures d'aide

Commentaires

Livre de bord de la douleur

Data :-		Lun	Mar	Mer	Jeu	Ven	Sam	Dim

Zone de douleur

Début	Fin

Durée

Emplacement du corps

Devant	Derrière
Gauche	Droite

Sévérité

1	2	3	4	5	6	7	8	9	10

Début	Fin

Durée

Emplacement du corps

Devant	Derrière
Gauche	Droite

Sévérité

1	2	3	4	5	6	7	8	9	10

Début	Fin

Durée

Emplacement du corps

Devant	Derrière
Gauche	Droite

Sévérité

1	2	3	4	5	6	7	8	9	10

L'énergie

☆ ☆ ☆ ☆ ☆

Activité

☆ ☆ ☆ ☆ ☆

Sommeil

☆ ☆ ☆ ☆ ☆

Autres symptômes	Déclencheurs	Mesures d'aide

Commentaires

Livre de bord de la douleur

Data :-		Lun	Mar	Mer	Jeu	Ven	Sam	Dim

Zone de douleur

Début	Fin

Durée

Emplacement du corps	
Devant	Derrière
Gauche	Droite

Sévérité

1	2	3	4	5	6	7	8	9	10

Début	Fin

Durée

Emplacement du corps	
Devant	Derrière
Gauche	Droite

Sévérité

1	2	3	4	5	6	7	8	9	10

Début	Fin

Durée

Emplacement du corps	
Devant	Derrière
Gauche	Droite

Sévérité

1	2	3	4	5	6	7	8	9	10

L'énergie

☆ ☆ ☆ ☆ ☆

Activité

☆ ☆ ☆ ☆ ☆

Sommeil

☆ ☆ ☆ ☆ ☆

Autres symptômes	Déclencheurs	Mesures d'aide

Commentaires

Livre de bord de la douleur

Data :-		Lun	Mar	Mer	Jeu	Ven	Sam	Dim

Zone de douleur

Début	Fin
Durée	

Emplacement du corps

Devant	Derrière
Gauche	Droite

Sévérité

1	2	3	4	5	6	7	8	9	10

Début	Fin
Durée	

Emplacement du corps

Devant	Derrière
Gauche	Droite

Sévérité

1	2	3	4	5	6	7	8	9	10

Début	Fin
Durée	

Emplacement du corps

Devant	Derrière
Gauche	Droite

Sévérité

1	2	3	4	5	6	7	8	9	10

L'énergie

☆ ☆ ☆ ☆ ☆

Activité

☆ ☆ ☆ ☆ ☆

Sommeil

☆ ☆ ☆ ☆ ☆

Autres symptômes	Déclencheurs	Mesures d'aide

Commentaires

Livre de bord de la douleur

Data :-		Lun	Mar	Mer	Jeu	Ven	Sam	Dim

Zone de douleur

Début	Fin
Durée	

Emplacement du corps

Devant	Derrière
Gauche	Droite

Sévérité

1	2	3	4	5	6	7	8	9	10

Début	Fin
Durée	

Emplacement du corps

Devant	Derrière
Gauche	Droite

Sévérité

1	2	3	4	5	6	7	8	9	10

Début	Fin
Durée	

Emplacement du corps

Devant	Derrière
Gauche	Droite

Sévérité

1	2	3	4	5	6	7	8	9	10

L'énergie

☆ ☆ ☆ ☆ ☆

Activité

☆ ☆ ☆ ☆ ☆

Sommeil

☆ ☆ ☆ ☆ ☆

Autres symptômes	Déclencheurs	Mesures d'aide

Commentaires

Livre de bord de la douleur

Data :-		Lun	Mar	Mer	Jeu	Ven	Sam	Dim

Zone de douleur

Début	Fin

Durée

Emplacement du corps	
Devant	Derrière
Gauche	Droite

Sévérité									
1	2	3	4	5	6	7	8	9	10

Début	Fin

Durée

Emplacement du corps	
Devant	Derrière
Gauche	Droite

Sévérité									
1	2	3	4	5	6	7	8	9	10

Début	Fin

Durée

Emplacement du corps	
Devant	Derrière
Gauche	Droite

Sévérité									
1	2	3	4	5	6	7	8	9	10

L'énergie

☆ ☆ ☆ ☆ ☆

Activité

☆ ☆ ☆ ☆ ☆

Sommeil

☆ ☆ ☆ ☆ ☆

Autres symptômes	Déclencheurs	Mesures d'aide

Commentaires

Livre de bord de la douleur

Data :-		Lun	Mar	Mer	Jeu	Ven	Sam	Dim

Zone de douleur

L'énergie
☆ ☆ ☆ ☆ ☆

Activité
☆ ☆ ☆ ☆ ☆

Sommeil
☆ ☆ ☆ ☆ ☆

Début	Fin
Durée	

Emplacement du corps
Devant	Derrière
Gauche	Droite

Sévérité
1	2	3	4	5	6	7	8	9	10

Début	Fin
Durée	

Emplacement du corps
Devant	Derrière
Gauche	Droite

Sévérité
1	2	3	4	5	6	7	8	9	10

Début	Fin
Durée	

Emplacement du corps
Devant	Derrière
Gauche	Droite

Sévérité
1	2	3	4	5	6	7	8	9	10

Autres symptômes	Déclencheurs	Mesures d'aide

Commentaires

Livre de bord de la douleur

Data :-		Lun	Mar	Mer	Jeu	Ven	Sam	Dim

Zone de douleur

Début	Fin

Durée

Emplacement du corps

Devant	Derrière
Gauche	Droite

Sévérité

1	2	3	4	5	6	7	8	9	10

Début	Fin

Durée

Emplacement du corps

Devant	Derrière
Gauche	Droite

Sévérité

1	2	3	4	5	6	7	8	9	10

Début	Fin

Durée

Emplacement du corps

Devant	Derrière
Gauche	Droite

Sévérité

1	2	3	4	5	6	7	8	9	10

L'énergie

☆ ☆ ☆ ☆ ☆

Activité

☆ ☆ ☆ ☆ ☆

Sommeil

☆ ☆ ☆ ☆ ☆

Autres symptômes	Déclencheurs	Mesures d'aide

Commentaires

Livre de bord de la douleur

Data :-		Lun	Mar	Mer	Jeu	Ven	Sam	Dim

Zone de douleur

Début	Fin

Durée

Emplacement du corps

Devant	Derrière
Gauche	Droite

Sévérité

1	2	3	4	5	6	7	8	9	10

Début	Fin

Durée

Emplacement du corps

Devant	Derrière
Gauche	Droite

Sévérité

1	2	3	4	5	6	7	8	9	10

Début	Fin

Durée

Emplacement du corps

Devant	Derrière
Gauche	Droite

Sévérité

1	2	3	4	5	6	7	8	9	10

L'énergie

☆ ☆ ☆ ☆ ☆

Activité

☆ ☆ ☆ ☆ ☆

Sommeil

☆ ☆ ☆ ☆ ☆

Autres symptômes	Déclencheurs	Mesures d'aide

Commentaires

Livre de bord de la douleur

Data :-		Lun	Mar	Mer	Jeu	Ven	Sam	Dim

Zone de douleur

Début	Fin
Durée	

Emplacement du corps

Devant	Derrière
Gauche	Droite

Sévérité

1	2	3	4	5	6	7	8	9	10

Début	Fin
Durée	

Emplacement du corps

Devant	Derrière
Gauche	Droite

Sévérité

1	2	3	4	5	6	7	8	9	10

Début	Fin
Durée	

Emplacement du corps

Devant	Derrière
Gauche	Droite

Sévérité

1	2	3	4	5	6	7	8	9	10

L'énergie

☆ ☆ ☆ ☆ ☆

Activité

☆ ☆ ☆ ☆ ☆

Sommeil

☆ ☆ ☆ ☆ ☆

Autres symptômes	Déclencheurs	Mesures d'aide

Commentaires

Livre de bord de la douleur

Data :-		Lun	Mar	Mer	Jeu	Ven	Sam	Dim

Zone de douleur

Début	Fin

Durée

Emplacement du corps

Devant	Derrière
Gauche	Droite

Sévérité

1	2	3	4	5	6	7	8	9	10

Début	Fin

Durée

Emplacement du corps

Devant	Derrière
Gauche	Droite

Sévérité

1	2	3	4	5	6	7	8	9	10

Début	Fin

Durée

Emplacement du corps

Devant	Derrière
Gauche	Droite

Sévérité

1	2	3	4	5	6	7	8	9	10

L'énergie

☆ ☆ ☆ ☆ ☆

Activité

☆ ☆ ☆ ☆ ☆

Sommeil

☆ ☆ ☆ ☆ ☆

Autres symptômes	Déclencheurs	Mesures d'aide

Commentaires

Livre de bord de la douleur

Data :-		Lun	Mar	Mer	Jeu	Ven	Sam	Dim

Zone de douleur

Début	Fin
Durée	

Emplacement du corps	
Devant	Derrière
Gauche	Droite

Sévérité

1	2	3	4	5	6	7	8	9	10

Début	Fin
Durée	

Emplacement du corps	
Devant	Derrière
Gauche	Droite

Sévérité

1	2	3	4	5	6	7	8	9	10

Début	Fin
Durée	

Emplacement du corps	
Devant	Derrière
Gauche	Droite

Sévérité

1	2	3	4	5	6	7	8	9	10

L'énergie

☆ ☆ ☆ ☆ ☆

Activité

☆ ☆ ☆ ☆ ☆

Sommeil

☆ ☆ ☆ ☆ ☆

Autres symptômes	Déclencheurs	Mesures d'aide

Commentaires

Livre de bord de la douleur

Data :-	Lun	Mar	Mer	Jeu	Ven	Sam	Dim

Zone de douleur

Début	Fin

Durée

Emplacement du corps

Devant	Derrière
Gauche	Droite

Sévérité

1	2	3	4	5	6	7	8	9	10

Début	Fin

Durée

Emplacement du corps

Devant	Derrière
Gauche	Droite

Sévérité

1	2	3	4	5	6	7	8	9	10

Début	Fin

Durée

Emplacement du corps

Devant	Derrière
Gauche	Droite

Sévérité

1	2	3	4	5	6	7	8	9	10

L'énergie

☆ ☆ ☆ ☆ ☆

Activité

☆ ☆ ☆ ☆ ☆

Sommeil

☆ ☆ ☆ ☆ ☆

Autres symptômes	Déclencheurs	Mesures d'aide

Commentaires

Livre de bord de la douleur

Data :-		Lun	Mar	Mer	Jeu	Ven	Sam	Dim

Zone de douleur

Début	Fin

Durée

Emplacement du corps	
Devant	Derrière
Gauche	Droite

Sévérité

1	2	3	4	5	6	7	8	9	10

Début	Fin

Durée

Emplacement du corps	
Devant	Derrière
Gauche	Droite

Sévérité

1	2	3	4	5	6	7	8	9	10

Début	Fin

Durée

Emplacement du corps	
Devant	Derrière
Gauche	Droite

Sévérité

1	2	3	4	5	6	7	8	9	10

L'énergie

☆ ☆ ☆ ☆ ☆

Activité

☆ ☆ ☆ ☆ ☆

Sommeil

☆ ☆ ☆ ☆ ☆

Autres symptômes	Déclencheurs	Mesures d'aide

Commentaires

Livre de bord de la douleur

Data :-	Lun	Mar	Mer	Jeu	Ven	Sam	Dim

Zone de douleur

Début	Fin
Durée	

Emplacement du corps

Devant	Derrière
Gauche	Droite

Sévérité

1	2	3	4	5	6	7	8	9	10

Début	Fin
Durée	

Emplacement du corps

Devant	Derrière
Gauche	Droite

Sévérité

1	2	3	4	5	6	7	8	9	10

Début	Fin
Durée	

Emplacement du corps

Devant	Derrière
Gauche	Droite

Sévérité

1	2	3	4	5	6	7	8	9	10

L'énergie

☆ ☆ ☆ ☆ ☆

Activité

☆ ☆ ☆ ☆ ☆

Sommeil

☆ ☆ ☆ ☆ ☆

Autres symptômes	Déclencheurs	Mesures d'aide

Commentaires

Livre de bord de la douleur

Data :-	Lun	Mar	Mer	Jeu	Ven	Sam	Dim

Zone de douleur

Début	Fin

Durée

Emplacement du corps

Devant	Derrière
Gauche	Droite

Sévérité

1	2	3	4	5	6	7	8	9	10

Début	Fin

Durée

Emplacement du corps

Devant	Derrière
Gauche	Droite

Sévérité

1	2	3	4	5	6	7	8	9	10

Début	Fin

Durée

Emplacement du corps

Devant	Derrière
Gauche	Droite

Sévérité

1	2	3	4	5	6	7	8	9	10

L'énergie

☆ ☆ ☆ ☆ ☆

Activité

☆ ☆ ☆ ☆ ☆

Sommeil

☆ ☆ ☆ ☆ ☆

Autres symptômes	Déclencheurs	Mesures d'aide

Commentaires

Livre de bord de la douleur

Data :-	Lun	Mar	Mer	Jeu	Ven	Sam	Dim

Zone de douleur

Début	Fin
Durée	

Emplacement du corps

Devant	Derrière
Gauche	Droite

Sévérité

1	2	3	4	5	6	7	8	9	10

Début	Fin
Durée	

Emplacement du corps

Devant	Derrière
Gauche	Droite

Sévérité

1	2	3	4	5	6	7	8	9	10

Début	Fin
Durée	

Emplacement du corps

Devant	Derrière
Gauche	Droite

Sévérité

1	2	3	4	5	6	7	8	9	10

L'énergie

☆ ☆ ☆ ☆ ☆

Activité

★ ★ ★ ★ ☆

Sommeil

☆ ☆ ☆ ☆ ☆

Autres symptômes	Déclencheurs	Mesures d'aide

Commentaires

Livre de bord de la douleur

Data :-		Lun	Mar	Mer	Jeu	Ven	Sam	Dim

Zone de douleur

Début	Fin
Durée	

Emplacement du corps	
Devant	Derrière
Gauche	Droite

Sévérité										
1	2	3	4	5	6	7	8	9	10

Début	Fin
Durée	

Emplacement du corps	
Devant	Derrière
Gauche	Droite

Sévérité										
1	2	3	4	5	6	7	8	9	10

Début	Fin
Durée	

Emplacement du corps	
Devant	Derrière
Gauche	Droite

Sévérité										
1	2	3	4	5	6	7	8	9	10

L'énergie
☆ ☆ ☆ ☆ ☆

Activité
☆ ☆ ☆ ☆ ☆

Sommeil
☆ ☆ ☆ ☆ ☆

Autres symptômes	Déclencheurs	Mesures d'aide

Commentaires

Livre de bord de la douleur

Data :-		Lun	Mar	Mer	Jeu	Ven	Sam	Dim

Zone de douleur

Début	Fin

Durée

Emplacement du corps

Devant	Derrière
Gauche	Droite

Sévérité

1	2	3	4	5	6	7	8	9	10

Début	Fin

Durée

Emplacement du corps

Devant	Derrière
Gauche	Droite

Sévérité

1	2	3	4	5	6	7	8	9	10

Début	Fin

Durée

Emplacement du corps

Devant	Derrière
Gauche	Droite

Sévérité

1	2	3	4	5	6	7	8	9	10

L'énergie

☆ ☆ ☆ ☆ ☆

Activité

☆ ☆ ☆ ☆ ☆

Sommeil

☆ ☆ ☆ ☆ ☆

Autres symptômes	Déclencheurs	Mesures d'aide

Commentaires

Livre de bord de la douleur

Data :-		Lun	Mar	Mer	Jeu	Ven	Sam	Dim

Zone de douleur

L'énergie
☆ ☆ ☆ ☆ ☆
Activité
☆ ☆ ☆ ☆ ☆
Sommeil
☆ ☆ ☆ ☆ ☆

Début	Fin

Durée	

Emplacement du corps	
Devant	Derrière
Gauche	Droite

Sévérité									
1	2	3	4	5	6	7	8	9	10

Début	Fin

Durée	

Emplacement du corps	
Devant	Derrière
Gauche	Droite

Sévérité									
1	2	3	4	5	6	7	8	9	10

Début	Fin

Durée	

Emplacement du corps	
Devant	Derrière
Gauche	Droite

Sévérité									
1	2	3	4	5	6	7	8	9	10

Autres symptômes	Déclencheurs	Mesures d'aide

Commentaires

Livre de bord de la douleur

Data :-		Lun	Mar	Mer	Jeu	Ven	Sam	Dim

Zone de douleur

Début	Fin
Durée	

Emplacement du corps

Devant	**Derrière**
Gauche	**Droite**

Sévérité

1	2	3	4	5	6	7	8	9	10

Début	Fin
Durée	

Emplacement du corps

Devant	**Derrière**
Gauche	**Droite**

Sévérité

1	2	3	4	5	6	7	8	9	10

Début	Fin
Durée	

Emplacement du corps

Devant	**Derrière**
Gauche	**Droite**

Sévérité

1	2	3	4	5	6	7	8	9	10

L'énergie

☆ ☆ ☆ ☆ ☆

Activité

☆ ☆ ☆ ☆ ☆

Sommeil

☆ ☆ ☆ ☆ ☆

Autres symptômes	Déclencheurs	Mesures d'aide

Commentaires

Livre de bord de la douleur

Data :-		Lun	Mar	Mer	Jeu	Ven	Sam	Dim

Zone de douleur

L'énergie
☆ ☆ ☆ ☆ ☆

Activité
☆ ☆ ☆ ☆ ☆

Sommeil
☆ ☆ ☆ ☆ ☆

Début	Fin

Durée

Emplacement du corps	
Devant	Derrière
Gauche	Droite

Sévérité

1	2	3	4	5	6	7	8	9	10

Début	Fin

Durée

Emplacement du corps	
Devant	Derrière
Gauche	Droite

Sévérité

1	2	3	4	5	6	7	8	9	10

Début	Fin

Durée

Emplacement du corps	
Devant	Derrière
Gauche	Droite

Sévérité

1	2	3	4	5	6	7	8	9	10

Autres symptômes	Déclencheurs	Mesures d'aide

Commentaires

Livre de bord de la douleur

Data :-	Lun	Mar	Mer	Jeu	Ven	Sam	Dim

Zone de douleur

Début	Fin
Durée	

Emplacement du corps	
Devant	Derrière
Gauche	Droite

Sévérité

1	2	3	4	5	6	7	8	9	10

Début	Fin
Durée	

Emplacement du corps	
Devant	Derrière
Gauche	Droite

Sévérité

1	2	3	4	5	6	7	8	9	10

Début	Fin
Durée	

Emplacement du corps	
Devant	Derrière
Gauche	Droite

Sévérité

1	2	3	4	5	6	7	8	9	10

L'énergie

☆ ☆ ☆ ☆ ☆

Activité

☆ ☆ ☆ ☆ ☆

Sommeil

☆ ☆ ☆ ☆ ☆

Autres symptômes	Déclencheurs	Mesures d'aide

Commentaires

Livre de bord de la douleur

Data :-		Lun	Mar	Mer	Jeu	Ven	Sam	Dim

Zone de douleur

Début	Fin

Durée

Emplacement du corps

Devant	Derrière
Gauche	Droite

Sévérité

1	2	3	4	5	6	7	8	9	10

Début	Fin

Durée

Emplacement du corps

Devant	Derrière
Gauche	Droite

Sévérité

1	2	3	4	5	6	7	8	9	10

Début	Fin

Durée

Emplacement du corps

Devant	Derrière
Gauche	Droite

Sévérité

1	2	3	4	5	6	7	8	9	10

L'énergie

☆ ☆ ☆ ☆ ☆

Activité

☆ ☆ ☆ ☆ ☆

Sommeil

☆ ☆ ☆ ☆ ☆

Autres symptômes	Déclencheurs	Mesures d'aide

Commentaires

Livre de bord de la douleur

Data :-		Lun	Mar	Mer	Jeu	Ven	Sam	Dim

Zone de douleur

Début	Fin

Durée

Emplacement du corps

Devant	Derrière
Gauche	Droite

Sévérité

1	2	3	4	5	6	7	8	9	10

Début	Fin

Durée

Emplacement du corps

Devant	Derrière
Gauche	Droite

Sévérité

1	2	3	4	5	6	7	8	9	10

Début	Fin

Durée

Emplacement du corps

Devant	Derrière
Gauche	Droite

Sévérité

1	2	3	4	5	6	7	8	9	10

L'énergie

☆ ☆ ☆ ☆ ☆

Activité

☆ ☆ ☆ ☆ ☆

Sommeil

☆ ☆ ☆ ☆ ☆

Autres symptômes	Déclencheurs	Mesures d'aide

Commentaires

Livre de bord de la douleur

Data :-		Lun	Mar	Mer	Jeu	Ven	Sam	Dim

Zone de douleur

Début	Fin

Durée

Emplacement du corps

Devant	Derrière
Gauche	Droite

Sévérité

1	2	3	4	5	6	7	8	9	10

Début	Fin

Durée

Emplacement du corps

Devant	Derrière
Gauche	Droite

Sévérité

1	2	3	4	5	6	7	8	9	10

Début	Fin

Durée

Emplacement du corps

Devant	Derrière
Gauche	Droite

Sévérité

1	2	3	4	5	6	7	8	9	10

L'énergie

☆ ☆ ☆ ☆ ☆

Activité

☆ ☆ ☆ ☆ ☆

Sommeil

☆ ☆ ☆ ☆ ☆

Autres symptômes	Déclencheurs	Mesures d'aide

Commentaires

Livre de bord de la douleur

Data :-		Lun	Mar	Mer	Jeu	Ven	Sam	Dim

Zone de douleur

Début	Fin

Durée	

Emplacement du corps

Devant	Derrière
Gauche	Droite

Sévérité

1	2	3	4	5	6	7	8	9	10

Début	Fin

Durée	

Emplacement du corps

Devant	Derrière
Gauche	Droite

Sévérité

1	2	3	4	5	6	7	8	9	10

L'énergie

☆ ☆ ☆ ☆ ☆

Activité

☆ ☆ ☆ ☆ ☆

Sommeil

☆ ☆ ☆ ☆ ☆

Début	Fin

Durée	

Emplacement du corps

Devant	Derrière
Gauche	Droite

Sévérité

1	2	3	4	5	6	7	8	9	10

Autres symptômes	Déclencheurs	Mesures d'aide

Commentaires

Livre de bord de la douleur

Data :-		Lun	Mar	Mer	Jeu	Ven	Sam	Dim

Zone de douleur

Début	Fin
Durée	

Emplacement du corps	
Devant	Derrière
Gauche	Droite

Sévérité

1	2	3	4	5	6	7	8	9	10

Début	Fin
Durée	

Emplacement du corps	
Devant	Derrière
Gauche	Droite

Sévérité

1	2	3	4	5	6	7	8	9	10

Début	Fin
Durée	

Emplacement du corps	
Devant	Derrière
Gauche	Droite

Sévérité

1	2	3	4	5	6	7	8	9	10

L'énergie

☆ ☆ ☆ ☆ ☆

Activité

☆ ☆ ☆ ☆ ☆

Sommeil

☆ ☆ ☆ ☆ ☆

Autres symptômes	Déclencheurs	Mesures d'aide

Commentaires

Livre de bord de la douleur

Data :-		Lun	Mar	Mer	Jeu	Ven	Sam	Dim

Zone de douleur

Début	Fin

Durée

Emplacement du corps

Devant	Derrière
Gauche	Droite

Sévérité

1	2	3	4	5	6	7	8	9	10

Début	Fin

Durée

Emplacement du corps

Devant	Derrière
Gauche	Droite

Sévérité

1	2	3	4	5	6	7	8	9	10

Début	Fin

Durée

Emplacement du corps

Devant	Derrière
Gauche	Droite

Sévérité

1	2	3	4	5	6	7	8	9	10

L'énergie

☆ ☆ ☆ ☆ ☆

Activité

☆ ☆ ☆ ☆ ☆

Sommeil

☆ ☆ ☆ ☆ ☆

Autres symptômes	Déclencheurs	Mesures d'aide

Commentaires

Livre de bord de la douleur

Data :-		Lun	Mar	Mer	Jeu	Ven	Sam	Dim

Zone de douleur

Début	Fin

Durée

Emplacement du corps	
Devant	Derrière
Gauche	Droite

Sévérité									
1	2	3	4	5	6	7	8	9	10

Début	Fin

Durée

Emplacement du corps	
Devant	Derrière
Gauche	Droite

Sévérité									
1	2	3	4	5	6	7	8	9	10

Début	Fin

Durée

Emplacement du corps	
Devant	Derrière
Gauche	Droite

Sévérité									
1	2	3	4	5	6	7	8	9	10

L'énergie
☆ ☆ ☆ ☆ ☆

Activité
☆ ☆ ☆ ☆ ☆

Sommeil
☆ ☆ ☆ ☆ ☆

Autres symptômes	Déclencheurs	Mesures d'aide

Commentaires

Livre de bord de la douleur

Data :-		Lun	Mar	Mer	Jeu	Ven	Sam	Dim

Zone de douleur

Début	Fin

Durée

Emplacement du corps

Devant	Derrière
Gauche	Droite

Sévérité

1	2	3	4	5	6	7	8	9	10

Début	Fin

Durée

Emplacement du corps

Devant	Derrière
Gauche	Droite

Sévérité

1	2	3	4	5	6	7	8	9	10

Début	Fin

Durée

Emplacement du corps

Devant	Derrière
Gauche	Droite

Sévérité

1	2	3	4	5	6	7	8	9	10

L'énergie

☆ ☆ ☆ ☆ ☆

Activité

☆ ☆ ☆ ☆ ☆

Sommeil

☆ ☆ ☆ ☆ ☆

Autres symptômes	Déclencheurs	Mesures d'aide

Commentaires

Livre de bord de la douleur

Data :-		Lun	Mar	Mer	Jeu	Ven	Sam	Dim

Zone de douleur

Début	Fin

Durée

Emplacement du corps

Devant	Derrière
Gauche	Droite

Sévérité

1	2	3	4	5	6	7	8	9	10

Début	Fin

Durée

Emplacement du corps

Devant	Derrière
Gauche	Droite

Sévérité

1	2	3	4	5	6	7	8	9	10

Début	Fin

Durée

Emplacement du corps

Devant	Derrière
Gauche	Droite

Sévérité

1	2	3	4	5	6	7	8	9	10

L'énergie

☆ ☆ ☆ ☆ ☆

Activité

☆ ☆ ☆ ☆ ☆

Sommeil

☆ ☆ ☆ ☆ ☆

Autres symptômes	Déclencheurs	Mesures d'aide

Commentaires

Livre de bord de la douleur

Data :-		Lun	Mar	Mer	Jeu	Ven	Sam	Dim

Zone de douleur

Début	Fin

Durée

Emplacement du corps

Devant	Derrière
Gauche	Droite

Sévérité

1	2	3	4	5	6	7	8	9	10

Début	Fin

Durée

Emplacement du corps

Devant	Derrière
Gauche	Droite

Sévérité

1	2	3	4	5	6	7	8	9	10

Début	Fin

Durée

Emplacement du corps

Devant	Derrière
Gauche	Droite

Sévérité

1	2	3	4	5	6	7	8	9	10

L'énergie

☆ ☆ ☆ ☆ ☆

Activité

☆ ☆ ☆ ☆ ☆

Sommeil

☆ ☆ ☆ ☆ ☆

Autres symptômes	Déclencheurs	Mesures d'aide

Commentaires

Livre de bord de la douleur

Data :-	Lun	Mar	Mer	Jeu	Ven	Sam	Dim

Zone de douleur

Début	Fin

Durée

Emplacement du corps	
Devant	Derrière
Gauche	Droite

Sévérité

1	2	3	4	5	6	7	8	9	10

Début	Fin

Durée

Emplacement du corps	
Devant	Derrière
Gauche	Droite

Sévérité

1	2	3	4	5	6	7	8	9	10

Début	Fin

Durée

Emplacement du corps	
Devant	Derrière
Gauche	Droite

Sévérité

1	2	3	4	5	6	7	8	9	10

L'énergie

☆ ☆ ☆ ☆ ☆

Activité

☆ ☆ ☆ ☆ ☆

Sommeil

☆ ☆ ☆ ☆ ☆

Autres symptômes	Déclencheurs	Mesures d'aide

Commentaires

Livre de bord de la douleur

Data :-		Lun	Mar	Mer	Jeu	Ven	Sam	Dim

Zone de douleur

Début	Fin

Durée

Emplacement du corps

Devant	Derrière
Gauche	Droite

Sévérité

1	2	3	4	5	6	7	8	9	10

Début	Fin

Durée

Emplacement du corps

Devant	Derrière
Gauche	Droite

Sévérité

1	2	3	4	5	6	7	8	9	10

Début	Fin

Durée

Emplacement du corps

Devant	Derrière
Gauche	Droite

Sévérité

1	2	3	4	5	6	7	8	9	10

L'énergie

☆ ☆ ☆ ☆ ☆

Activité

☆ ☆ ☆ ☆ ☆

Sommeil

☆ ☆ ☆ ☆ ☆

Autres symptômes	Déclencheurs	Mesures d'aide

Commentaires

Livre de bord de la douleur

Data :-	Lun	Mar	Mer	Jeu	Ven	Sam	Dim

Zone de douleur

Début	Fin
Durée	

Emplacement du corps	
Devant	Derrière
Gauche	Droite

Sévérité

1	2	3	4	5	6	7	8	9	10

Début	Fin
Durée	

Emplacement du corps	
Devant	Derrière
Gauche	Droite

Sévérité

1	2	3	4	5	6	7	8	9	10

Début	Fin
Durée	

Emplacement du corps	
Devant	Derrière
Gauche	Droite

Sévérité

1	2	3	4	5	6	7	8	9	10

L'énergie

☆ ☆ ☆ ☆ ☆

Activité

☆ ☆ ☆ ☆ ☆

Sommeil

☆ ☆ ☆ ☆ ☆

Autres symptômes	Déclencheurs	Mesures d'aide

Commentaires

Livre de bord de la douleur

Data :-		Lun	Mar	Mer	Jeu	Ven	Sam	Dim

Zone de douleur

Début	Fin

Durée

Emplacement du corps

Devant	Derrière
Gauche	Droite

Sévérité

1	2	3	4	5	6	7	8	9	10

Début	Fin

Durée

Emplacement du corps

Devant	Derrière
Gauche	Droite

Sévérité

1	2	3	4	5	6	7	8	9	10

Début	Fin

Durée

Emplacement du corps

Devant	Derrière
Gauche	Droite

Sévérité

1	2	3	4	5	6	7	8	9	10

L'énergie

☆ ☆ ☆ ☆ ☆

Activité

☆ ☆ ☆ ☆ ☆

Sommeil

☆ ☆ ☆ ☆ ☆

Autres symptômes	Déclencheurs	Mesures d'aide

Commentaires

Livre de bord de la douleur

Data :-		Lun	Mar	Mer	Jeu	Ven	Sam	Dim

Zone de douleur

L'énergie
☆ ☆ ☆ ☆ ☆

Activité
☆ ☆ ☆ ☆ ☆

Sommeil
☆ ☆ ☆ ☆ ☆

Début	Fin

Durée

Emplacement du corps

Devant	Derrière
Gauche	Droite

Sévérité
1	2	3	4	5	6	7	8	9	10

Début	Fin

Durée

Emplacement du corps

Devant	Derrière
Gauche	Droite

Sévérité
1	2	3	4	5	6	7	8	9	10

Début	Fin

Durée

Emplacement du corps

Devant	Derrière
Gauche	Droite

Sévérité
1	2	3	4	5	6	7	8	9	10

Autres symptômes	Déclencheurs	Mesures d'aide

Commentaires

Livre de bord de la douleur

Data :-		Lun	Mar	Mer	Jeu	Ven	Sam	Dim

Zone de douleur

Début	Fin

Durée

Emplacement du corps

Devant	Derrière
Gauche	Droite

Sévérité

1	2	3	4	5	6	7	8	9	10

Début	Fin

Durée

Emplacement du corps

Devant	Derrière
Gauche	Droite

Sévérité

1	2	3	4	5	6	7	8	9	10

Début	Fin

Durée

Emplacement du corps

Devant	Derrière
Gauche	Droite

Sévérité

1	2	3	4	5	6	7	8	9	10

L'énergie

☆ ☆ ☆ ☆ ☆

Activité

☆ ☆ ☆ ☆ ☆

Sommeil

☆ ☆ ☆ ☆ ☆

Autres symptômes	Déclencheurs	Mesures d'aide

Commentaires

Livre de bord de la douleur

Data :-	Lun	Mar	Mer	Jeu	Ven	Sam	Dim

Zone de douleur

Début	Fin

Durée	

Emplacement du corps

Devant	Derrière
Gauche	Droite

Sévérité

1	2	3	4	5	6	7	8	9	10

Début	Fin

Durée	

Emplacement du corps

Devant	Derrière
Gauche	Droite

Sévérité

1	2	3	4	5	6	7	8	9	10

Début	Fin

Durée	

Emplacement du corps

Devant	Derrière
Gauche	Droite

Sévérité

1	2	3	4	5	6	7	8	9	10

L'énergie

☆ ☆ ☆ ☆ ☆

Activité

☆ ☆ ☆ ☆ ☆

Sommeil

☆ ☆ ☆ ☆ ☆

Autres symptômes	Déclencheurs	Mesures d'aide

Commentaires

Livre de bord de la douleur

Data :-		Lun	Mar	Mer	Jeu	Ven	Sam	Dim

Zone de douleur

Début	Fin

Durée

Emplacement du corps

Devant	Derrière
Gauche	Droite

Sévérité

1	2	3	4	5	6	7	8	9	10

Début	Fin

Durée

Emplacement du corps

Devant	Derrière
Gauche	Droite

Sévérité

1	2	3	4	5	6	7	8	9	10

Début	Fin

Durée

Emplacement du corps

Devant	Derrière
Gauche	Droite

Sévérité

1	2	3	4	5	6	7	8	9	10

L'énergie

☆ ☆ ☆ ☆ ☆

Activité

☆ ☆ ☆ ☆ ☆

Sommeil

☆ ☆ ☆ ☆ ☆

Autres symptômes	Déclencheurs	Mesures d'aide

Commentaires

Livre de bord de la douleur

Data :-		Lun	Mar	Mer	Jeu	Ven	Sam	Dim

Zone de douleur

Début / Fin

Début	Fin

Durée

Emplacement du corps

Devant	Derrière
Gauche	Droite

Sévérité

1	2	3	4	5	6	7	8	9	10

Début	Fin

Durée

Emplacement du corps

Devant	Derrière
Gauche	Droite

Sévérité

1	2	3	4	5	6	7	8	9	10

Début	Fin

Durée

Emplacement du corps

Devant	Derrière
Gauche	Droite

Sévérité

1	2	3	4	5	6	7	8	9	10

L'énergie

☆ ☆ ☆ ☆ ☆

Activité

☆ ☆ ☆ ☆ ☆

Sommeil

☆ ☆ ☆ ☆ ☆

Autres symptômes	Déclencheurs	Mesures d'aide

Commentaires

Livre de bord de la douleur

Data :-		Lun	Mar	Mer	Jeu	Ven	Sam	Dim

Zone de douleur

L'énergie
☆ ☆ ☆ ☆ ☆

Activité
☆ ☆ ☆ ☆ ☆

Sommeil
☆ ☆ ☆ ☆ ☆

Début	Fin	Emplacement du corps

Durée

Devant	Derrière
Gauche	Droite

Sévérité
1	2	3	4	5	6	7	8	9	10

Début	Fin	Emplacement du corps

Durée

Devant	Derrière
Gauche	Droite

Sévérité
1	2	3	4	5	6	7	8	9	10

Début	Fin	Emplacement du corps

Durée

Devant	Derrière
Gauche	Droite

Sévérité
1	2	3	4	5	6	7	8	9	10

Autres symptômes	Déclencheurs	Mesures d'aide

Commentaires

Livre de bord de la douleur

Data :-		Lun	Mar	Mer	Jeu	Ven	Sam	Dim

Zone de douleur

Début	Fin

Durée

Emplacement du corps

Devant	Derrière
Gauche	Droite

Sévérité									
1	2	3	4	5	6	7	8	9	10

Début	Fin

Durée

Emplacement du corps

Devant	Derrière
Gauche	Droite

Sévérité									
1	2	3	4	5	6	7	8	9	10

Début	Fin

Durée

Emplacement du corps

Devant	Derrière
Gauche	Droite

Sévérité									
1	2	3	4	5	6	7	8	9	10

L'énergie
☆ ☆ ☆ ☆ ☆

Activité
☆ ☆ ☆ ☆ ☆

Sommeil
☆ ☆ ☆ ☆ ☆

Autres symptômes	Déclencheurs	Mesures d'aide

Commentaires

Livre de bord de la douleur

Data :-		Lun	Mar	Mer	Jeu	Ven	Sam	Dim

Zone de douleur

Début	Fin

Durée

Emplacement du corps

Devant	Derrière
Gauche	Droite

Sévérité

1	2	3	4	5	6	7	8	9	10

Début	Fin

Durée

Emplacement du corps

Devant	Derrière
Gauche	Droite

Sévérité

1	2	3	4	5	6	7	8	9	10

Début	Fin

Durée

Emplacement du corps

Devant	Derrière
Gauche	Droite

Sévérité

1	2	3	4	5	6	7	8	9	10

L'énergie

☆ ☆ ☆ ☆ ☆

Activité

☆ ☆ ☆ ☆ ☆

Sommeil

☆ ☆ ☆ ☆ ☆

Autres symptômes	Déclencheurs	Mesures d'aide

Commentaires

Livre de bord de la douleur

Data :-		Lun	Mar	Mer	Jeu	Ven	Sam	Dim

Zone de douleur

Début	Fin		Emplacement du corps	
Durée			Devant	Derrière
			Gauche	Droite

Sévérité

1	2	3	4	5	6	7	8	9	10

Début	Fin		Emplacement du corps	
Durée			Devant	Derrière
			Gauche	Droite

Sévérité

1	2	3	4	5	6	7	8	9	10

Début	Fin		Emplacement du corps	
Durée			Devant	Derrière
			Gauche	Droite

Sévérité

1	2	3	4	5	6	7	8	9	10

L'énergie

☆ ☆ ☆ ☆ ☆

Activité

☆ ☆ ☆ ☆ ☆

Sommeil

☆ ☆ ☆ ☆ ☆

Autres symptômes	Déclencheurs	Mesures d'aide

Commentaires

Livre de bord de la douleur

Data :-		Lun	Mar	Mer	Jeu	Ven	Sam	Dim

Zone de douleur

Début	Fin

Durée

Emplacement du corps

Devant	Derrière
Gauche	Droite

Sévérité

1	2	3	4	5	6	7	8	9	10

Début	Fin

Durée

Emplacement du corps

Devant	Derrière
Gauche	Droite

Sévérité

1	2	3	4	5	6	7	8	9	10

Début	Fin

Durée

Emplacement du corps

Devant	Derrière
Gauche	Droite

Sévérité

1	2	3	4	5	6	7	8	9	10

L'énergie

☆ ☆ ☆ ☆ ☆

Activité

☆ ☆ ☆ ☆ ☆

Sommeil

☆ ☆ ☆ ☆ ☆

Autres symptômes	Déclencheurs	Mesures d'aide

Commentaires

Livre de bord de la douleur

Data :-		Lun	Mar	Mer	Jeu	Ven	Sam	Dim

Zone de douleur

Début	Fin

Durée	

Emplacement du corps	
Devant	Derrière
Gauche	Droite

Sévérité

1	2	3	4	5	6	7	8	9	10

Début	Fin

Durée	

Emplacement du corps	
Devant	Derrière
Gauche	Droite

Sévérité

1	2	3	4	5	6	7	8	9	10

Début	Fin

Durée	

Emplacement du corps	
Devant	Derrière
Gauche	Droite

Sévérité

1	2	3	4	5	6	7	8	9	10

L'énergie

☆ ☆ ☆ ☆ ☆

Activité

☆ ☆ ☆ ☆ ☆

Sommeil

☆ ☆ ☆ ☆ ☆

Autres symptômes	Déclencheurs	Mesures d'aide

Commentaires

Livre de bord de la douleur

Data :-		Lun	Mar	Mer	Jeu	Ven	Sam	Dim

Zone de douleur

L'énergie
☆ ☆ ☆ ☆ ☆

Activité
☆ ☆ ☆ ☆ ☆

Sommeil
☆ ☆ ☆ ☆ ☆

Début	Fin
Durée	

Emplacement du corps
Devant	Derrière
Gauche	Droite

Sévérité
1	2	3	4	5	6	7	8	9	10

Début	Fin
Durée	

Emplacement du corps
Devant	Derrière
Gauche	Droite

Sévérité
1	2	3	4	5	6	7	8	9	10

Début	Fin
Durée	

Emplacement du corps
Devant	Derrière
Gauche	Droite

Sévérité
1	2	3	4	5	6	7	8	9	10

Autres symptômes	Déclencheurs	Mesures d'aide

Commentaires

Livre de bord de la douleur

Data :-		Lun	Mar	Mer	Jeu	Ven	Sam	Dim

Zone de douleur

L'énergie

☆ ☆ ☆ ☆ ☆

Activité

☆ ☆ ☆ ☆ ☆

Sommeil

☆ ☆ ☆ ☆ ☆

Début	Fin

Durée

Emplacement du corps	
Devant	Derrière
Gauche	Droite

Sévérité

1	2	3	4	5	6	7	8	9	10

Début	Fin

Durée

Emplacement du corps	
Devant	Derrière
Gauche	Droite

Sévérité

1	2	3	4	5	6	7	8	9	10

Début	Fin

Durée

Emplacement du corps	
Devant	Derrière
Gauche	Droite

Sévérité

1	2	3	4	5	6	7	8	9	10

Autres symptômes	Déclencheurs	Mesures d'aide

Commentaires

Livre de bord de la douleur

Data :-	Lun	Mar	Mer	Jeu	Ven	Sam	Dim

Zone de douleur

Début	Fin

Durée

Emplacement du corps

Devant	Derrière
Gauche	Droite

Sévérité

1	2	3	4	5	6	7	8	9	10

Début	Fin

Durée

Emplacement du corps

Devant	Derrière
Gauche	Droite

Sévérité

1	2	3	4	5	6	7	8	9	10

Début	Fin

Durée

Emplacement du corps

Devant	Derrière
Gauche	Droite

Sévérité

1	2	3	4	5	6	7	8	9	10

L'énergie

☆ ☆ ☆ ☆ ☆

Activité

☆ ☆ ☆ ☆ ☆

Sommeil

☆ ☆ ☆ ☆ ☆

Autres symptômes	Déclencheurs	Mesures d'aide

Commentaires

Livre de bord de la douleur

Data :-	Lun	Mar	Mer	Jeu	Ven	Sam	Dim

Zone de douleur

Début	Fin

Durée	

Emplacement du corps

Devant	Derrière
Gauche	Droite

Sévérité

1	2	3	4	5	6	7	8	9	10

Début	Fin

Durée	

Emplacement du corps

Devant	Derrière
Gauche	Droite

Sévérité

1	2	3	4	5	6	7	8	9	10

L'énergie

☆ ☆ ☆ ☆ ☆

Activité

☆ ☆ ☆ ☆ ☆

Sommeil

☆ ☆ ☆ ☆ ☆

Début	Fin

Durée	

Emplacement du corps

Devant	Derrière
Gauche	Droite

Sévérité

1	2	3	4	5	6	7	8	9	10

Autres symptômes	Déclencheurs	Mesures d'aide

Commentaires

Livre de bord de la douleur

Data :-		Lun	Mar	Mer	Jeu	Ven	Sam	Dim

Zone de douleur

Début	Fin

Durée

Emplacement du corps

Devant	Derrière
Gauche	Droite

Sévérité

1	2	3	4	5	6	7	8	9	10

Début	Fin

Durée

Emplacement du corps

Devant	Derrière
Gauche	Droite

Sévérité

1	2	3	4	5	6	7	8	9	10

L'énergie

☆ ☆ ☆ ☆ ☆

Activité

☆ ☆ ☆ ☆ ☆

Sommeil

☆ ☆ ☆ ☆ ☆

Début	Fin

Durée

Emplacement du corps

Devant	Derrière
Gauche	Droite

Sévérité

1	2	3	4	5	6	7	8	9	10

Autres symptômes	Déclencheurs	Mesures d'aide

Commentaires

Livre de bord de la douleur

Data :-		Lun	Mar	Mer	Jeu	Ven	Sam	Dim

Zone de douleur

Début	Fin		Emplacement du corps	
Durée			Devant	Derrière
			Gauche	Droite

Sévérité

1	2	3	4	5	6	7	8	9	10

Début	Fin		Emplacement du corps	
Durée			Devant	Derrière
			Gauche	Droite

Sévérité

1	2	3	4	5	6	7	8	9	10

Début	Fin		Emplacement du corps	
Durée			Devant	Derrière
			Gauche	Droite

Sévérité

1	2	3	4	5	6	7	8	9	10

L'énergie

☆ ☆ ☆ ☆ ☆

Activité

☆ ☆ ☆ ☆ ☆

Sommeil

☆ ☆ ☆ ☆ ☆

Autres symptômes	Déclencheurs	Mesures d'aide

Commentaires

Livre de bord de la douleur

Data :-		Lun	Mar	Mer	Jeu	Ven	Sam	Dim

Zone de douleur

Début	Fin

Durée

Emplacement du corps	
Devant	Derrière
Gauche	Droite

Sévérité

1	2	3	4	5	6	7	8	9	10

Début	Fin

Durée

Emplacement du corps	
Devant	Derrière
Gauche	Droite

Sévérité

1	2	3	4	5	6	7	8	9	10

Début	Fin

Durée

Emplacement du corps	
Devant	Derrière
Gauche	Droite

Sévérité

1	2	3	4	5	6	7	8	9	10

L'énergie

☆ ☆ ☆ ☆ ☆

Activité

☆ ☆ ☆ ☆ ☆

Sommeil

☆ ☆ ☆ ☆ ☆

Autres symptômes	Déclencheurs	Mesures d'aide

Commentaires

Livre de bord de la douleur

| Data :- | | Lun | Mar | Mer | Jeu | Ven | Sam | Dim |

Zone de douleur

| Début | Fin |
| Durée |

Emplacement du corps

| Devant | Derrière |
| Gauche | Droite |

Sévérité

| 1 | 2 | 3 | 4 | 5 | 6 | 7 | 8 | 9 | 10 |

| Début | Fin |
| Durée |

Emplacement du corps

| Devant | Derrière |
| Gauche | Droite |

Sévérité

| 1 | 2 | 3 | 4 | 5 | 6 | 7 | 8 | 9 | 10 |

| Début | Fin |
| Durée |

Emplacement du corps

| Devant | Derrière |
| Gauche | Droite |

Sévérité

| 1 | 2 | 3 | 4 | 5 | 6 | 7 | 8 | 9 | 10 |

L'énergie

☆ ☆ ☆ ☆ ☆

Activité

☆ ☆ ☆ ☆ ☆

Sommeil

☆ ☆ ☆ ☆ ☆

Autres symptômes	Déclencheurs	Mesures d'aide

Commentaires

Livre de bord de la douleur

Data :-		Lun	Mar	Mer	Jeu	Ven	Sam	Dim

Zone de douleur

Début	Fin

Durée

Emplacement du corps	
Devant	Derrière
Gauche	Droite

Sévérité

1	2	3	4	5	6	7	8	9	10

Début	Fin

Durée

Emplacement du corps	
Devant	Derrière
Gauche	Droite

Sévérité

1	2	3	4	5	6	7	8	9	10

Début	Fin

Durée

Emplacement du corps	
Devant	Derrière
Gauche	Droite

Sévérité

1	2	3	4	5	6	7	8	9	10

L'énergie

☆ ☆ ☆ ☆ ☆

Activité

☆ ☆ ☆ ☆ ☆

Sommeil

☆ ☆ ☆ ☆ ☆

Autres symptômes	Déclencheurs	Mesures d'aide

Commentaires

Livre de bord de la douleur

Data :-	Lun	Mar	Mer	Jeu	Ven	Sam	Dim

Zone de douleur

Début	Fin

Durée

Emplacement du corps	
Devant	Derrière
Gauche	Droite

Sévérité

1	2	3	4	5	6	7	8	9	10

Début	Fin

Durée

Emplacement du corps	
Devant	Derrière
Gauche	Droite

Sévérité

1	2	3	4	5	6	7	8	9	10

Début	Fin

Durée

Emplacement du corps	
Devant	Derrière
Gauche	Droite

Sévérité

1	2	3	4	5	6	7	8	9	10

L'énergie

☆ ☆ ☆ ☆ ☆

Activité

☆ ☆ ☆ ☆ ☆

Sommeil

☆ ☆ ☆ ☆ ☆

Autres symptômes	Déclencheurs	Mesures d'aide

Commentaires

Livre de bord de la douleur

Data :-		Lun	Mar	Mer	Jeu	Ven	Sam	Dim

Zone de douleur

L'énergie
☆ ☆ ☆ ☆ ☆
Activité
☆ ☆ ☆ ☆ ☆
Sommeil
☆ ☆ ☆ ☆ ☆

Début	Fin
Durée	

Emplacement du corps	
Devant	Derrière
Gauche	Droite

Sévérité									
1	2	3	4	5	6	7	8	9	10

Début	Fin
Durée	

Emplacement du corps	
Devant	Derrière
Gauche	Droite

Sévérité									
1	2	3	4	5	6	7	8	9	10

Début	Fin
Durée	

Emplacement du corps	
Devant	Derrière
Gauche	Droite

Sévérité									
1	2	3	4	5	6	7	8	9	10

Autres symptômes	Déclencheurs	Mesures d'aide

Commentaires

Livre de bord de la douleur

Data :-		Lun	Mar	Mer	Jeu	Ven	Sam	Dim

Zone de douleur

Début	Fin
Durée	

Emplacement du corps	
Devant	Derrière
Gauche	Droite

Sévérité

1	2	3	4	5	6	7	8	9	10

Début	Fin
Durée	

Emplacement du corps	
Devant	Derrière
Gauche	Droite

Sévérité

1	2	3	4	5	6	7	8	9	10

Début	Fin
Durée	

Emplacement du corps	
Devant	Derrière
Gauche	Droite

Sévérité

1	2	3	4	5	6	7	8	9	10

L'énergie

☆ ☆ ☆ ☆ ☆

Activité

☆ ☆ ☆ ☆ ☆

Sommeil

☆ ☆ ☆ ☆ ☆

Autres symptômes	Déclencheurs	Mesures d'aide

Commentaires

Livre de bord de la douleur

Data :-		Lun	Mar	Mer	Jeu	Ven	Sam	Dim

Zone de douleur

L'énergie
☆ ☆ ☆ ☆ ☆

Activité
☆ ☆ ☆ ☆ ☆

Sommeil
☆ ☆ ☆ ☆ ☆

Début	Fin

Durée

Emplacement du corps

Devant	Derrière
Gauche	Droite

Sévérité

1	2	3	4	5	6	7	8	9	10

Début	Fin

Durée

Emplacement du corps

Devant	Derrière
Gauche	Droite

Sévérité

1	2	3	4	5	6	7	8	9	10

Début	Fin

Durée

Emplacement du corps

Devant	Derrière
Gauche	Droite

Sévérité

1	2	3	4	5	6	7	8	9	10

Autres symptômes	Déclencheurs	Mesures d'aide

Commentaires

Livre de bord de la douleur

Data :- | Lun | Mar | Mer | Jeu | Ven | Sam | Dim

Zone de douleur

Début	Fin

Durée	

Emplacement du corps

Devant	Derrière
Gauche	Droite

Sévérité

1	2	3	4	5	6	7	8	9	10

Début	Fin

Durée	

Emplacement du corps

Devant	Derrière
Gauche	Droite

Sévérité

1	2	3	4	5	6	7	8	9	10

Début	Fin

Durée	

Emplacement du corps

Devant	Derrière
Gauche	Droite

Sévérité

1	2	3	4	5	6	7	8	9	10

L'énergie

☆ ☆ ☆ ☆ ☆

Activité

☆ ☆ ☆ ☆ ☆

Sommeil

☆ ☆ ☆ ☆ ☆

Autres symptômes	Déclencheurs	Mesures d'aide

Commentaires

Livre de bord de la douleur

Data :-		Lun	Mar	Mer	Jeu	Ven	Sam	Dim

Zone de douleur

Début	Fin

Durée

Emplacement du corps

Devant	Derrière
Gauche	Droite

Sévérité

1	2	3	4	5	6	7	8	9	10

Début	Fin

Durée

Emplacement du corps

Devant	Derrière
Gauche	Droite

Sévérité

1	2	3	4	5	6	7	8	9	10

Début	Fin

Durée

Emplacement du corps

Devant	Derrière
Gauche	Droite

Sévérité

1	2	3	4	5	6	7	8	9	10

L'énergie

☆ ☆ ☆ ☆ ☆

Activité

☆ ☆ ☆ ☆ ☆

Sommeil

☆ ☆ ☆ ☆ ☆

Autres symptômes	Déclencheurs	Mesures d'aide

Commentaires

Livre de bord de la douleur

Data :-		Lun	Mar	Mer	Jeu	Ven	Sam	Dim

Zone de douleur

Début	Fin

Durée	

Emplacement du corps

Devant	Derrière
Gauche	Droite

Sévérité

1	2	3	4	5	6	7	8	9	10

Début	Fin

Durée	

Emplacement du corps

Devant	Derrière
Gauche	Droite

Sévérité

1	2	3	4	5	6	7	8	9	10

L'énergie

☆ ☆ ☆ ☆ ☆

Activité

☆ ☆ ☆ ☆ ☆

Sommeil

☆ ☆ ☆ ☆ ☆

Début	Fin

Durée	

Emplacement du corps

Devant	Derrière
Gauche	Droite

Sévérité

1	2	3	4	5	6	7	8	9	10

Autres symptômes	Déclencheurs	Mesures d'aide

Commentaires

Livre de bord de la douleur

Data :-		Lun	Mar	Mer	Jeu	Ven	Sam	Dim

Zone de douleur

Début	Fin

Durée	

Emplacement du corps

Devant	Derrière
Gauche	Droite

Sévérité

1	2	3	4	5	6	7	8	9	10

Début	Fin

Durée	

Emplacement du corps

Devant	Derrière
Gauche	Droite

Sévérité

1	2	3	4	5	6	7	8	9	10

Début	Fin

Durée	

Emplacement du corps

Devant	Derrière
Gauche	Droite

Sévérité

1	2	3	4	5	6	7	8	9	10

L'énergie

☆ ☆ ☆ ☆ ☆

Activité

☆ ☆ ☆ ☆ ☆

Sommeil

☆ ☆ ☆ ☆ ☆

Autres symptômes	Déclencheurs	Mesures d'aide

Commentaires

Livre de bord de la douleur

Data :-		Lun	Mar	Mer	Jeu	Ven	Sam	Dim

Zone de douleur

Début	Fin

Durée

Emplacement du corps

Devant	Derrière
Gauche	Droite

Sévérité

1	2	3	4	5	6	7	8	9	10

Début	Fin

Durée

Emplacement du corps

Devant	Derrière
Gauche	Droite

Sévérité

1	2	3	4	5	6	7	8	9	10

Début	Fin

Durée

Emplacement du corps

Devant	Derrière
Gauche	Droite

Sévérité

1	2	3	4	5	6	7	8	9	10

L'énergie

☆ ☆ ☆ ☆ ☆

Activité

☆ ☆ ☆ ☆ ☆

Sommeil

☆ ☆ ☆ ☆ ☆

Autres symptômes	Déclencheurs	Mesures d'aide

Commentaires

Livre de bord de la douleur

Data :-		Lun	Mar	Mer	Jeu	Ven	Sam	Dim

Zone de douleur

Début	Fin
Durée	

Emplacement du corps

Devant	Derrière
Gauche	Droite

Sévérité

1	2	3	4	5	6	7	8	9	10

Début	Fin
Durée	

Emplacement du corps

Devant	Derrière
Gauche	Droite

Sévérité

1	2	3	4	5	6	7	8	9	10

Début	Fin
Durée	

Emplacement du corps

Devant	Derrière
Gauche	Droite

Sévérité

1	2	3	4	5	6	7	8	9	10

L'énergie

☆ ☆ ☆ ☆ ☆

Activité

☆ ☆ ☆ ☆ ☆

Sommeil

☆ ☆ ☆ ☆ ☆

Autres symptômes	Déclencheurs	Mesures d'aide

Commentaires

Livre de bord de la douleur

Data :-		Lun	Mar	Mer	Jeu	Ven	Sam	Dim

Zone de douleur

Début	Fin

Durée

Emplacement du corps

Devant	Derrière
Gauche	Droite

Sévérité

1	2	3	4	5	6	7	8	9	10

Début	Fin

Durée

Emplacement du corps

Devant	Derrière
Gauche	Droite

Sévérité

1	2	3	4	5	6	7	8	9	10

Début	Fin

Durée

Emplacement du corps

Devant	Derrière
Gauche	Droite

Sévérité

1	2	3	4	5	6	7	8	9	10

L'énergie

☆ ☆ ☆ ☆ ☆

Activité

☆ ☆ ☆ ☆ ☆

Sommeil

☆ ☆ ☆ ☆ ☆

Autres symptômes	Déclencheurs	Mesures d'aide

Commentaires

Livre de bord de la douleur

Data :-		Lun	Mar	Mer	Jeu	Ven	Sam	Dim

Zone de douleur

Début	Fin

Durée

Emplacement du corps

Devant	Derrière
Gauche	Droite

Sévérité

1	2	3	4	5	6	7	8	9	10

Début	Fin

Durée

Emplacement du corps

Devant	Derrière
Gauche	Droite

Sévérité

1	2	3	4	5	6	7	8	9	10

Début	Fin

Durée

Emplacement du corps

Devant	Derrière
Gauche	Droite

Sévérité

1	2	3	4	5	6	7	8	9	10

L'énergie

☆ ☆ ☆ ☆ ☆

Activité

☆ ☆ ☆ ☆ ☆

Sommeil

☆ ☆ ☆ ☆ ☆

Autres symptômes	Déclencheurs	Mesures d'aide

Commentaires

Livre de bord de la douleur

Data :-	Lun	Mar	Mer	Jeu	Ven	Sam	Dim

Zone de douleur

Début	Fin

Durée

Emplacement du corps

Devant	Derrière
Gauche	Droite

Sévérité

1	2	3	4	5	6	7	8	9	10

Début	Fin

Durée

Emplacement du corps

Devant	Derrière
Gauche	Droite

Sévérité

1	2	3	4	5	6	7	8	9	10

Début	Fin

Durée

Emplacement du corps

Devant	Derrière
Gauche	Droite

Sévérité

1	2	3	4	5	6	7	8	9	10

L'énergie

☆ ☆ ☆ ☆ ☆

Activité

☆ ☆ ☆ ☆ ☆

Sommeil

☆ ☆ ☆ ☆ ☆

Autres symptômes	Déclencheurs	Mesures d'aide

Commentaires

www.ingramcontent.com/pod-product-compliance
Lightning Source LLC
LaVergne TN
LVHW011028200726
843509LV00011B/1221